Bernhard J. Schmidt
Christiane Döhler
Deniz Döhler

Autismus
Sexualität
Partnerschaft

Beiträge zur klinischen Sozialpsychologie

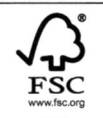

Bernhard J. Schmidt
Christiane Döhler
Deniz Döhler

Autismus
Sexualität
Partnerschaft

Beiträge zur klinischen Sozialpsychologie

© 2017 Bernhard J. Schmidt
Oberwarmensteinach
Alle Rechte vorbehalten

ISBN: 978-3744870481

Herstellung und Verlag:
BoD – Books on Demand, Norderstedt.

Bibliografische Information der Deutschen Nationalbibliothek:
Die Deutsche Nationalbibliothek verzeichnet diese Publikation
in der Deutschen Nationalbibliografie; detaillierte bibliografische
Daten sind im Internet über http://dnb.dnb.de abrufbar.

Inhaltsverzeichnis

I. VORWORT

Dieses Buch ist kein Ratgeber und keine Anleitung zur Sexualitäts- und Partnerschafts-Erziehung von Autisten. Vielmehr durchleuchten wir den Themenbereich von Sexualität und Partnerschaft viel grundsätzlicher und wissenschaftlicher.
Dabei werden von uns auch die dem augenblicklichen „Verständnis" zugrundeliegenden (wissenschaftlichen) Annahmen kritisch untersucht und Alternativen auf-gezeigt.

Ein allgemeiner und großer Fehler der gängigen Rat-geberliteratur zum Thema Sexualität und Autismus liegt darin, sich allein auf den kleinen Bereich der Kognition und des bewusst erlernten Verhaltens zu fokussieren, und dabei die sozio-emotionale Entwicklung im Ganzen zu vernachlässigen. Man konzentriert sich damit auf einen Zeitpunkt, zu dem das „Kind der sexuellen Entwicklung" bereits im Brunnen liegt, das autistische Kind bzw. der autistische Jugendliche häufig bereits „unerwünschte" Verhaltensweisen zeigt.
Doch Sexualität und Partnerschaft ist Teil der gesamten Entwicklung eines Menschen, die spätestens mit der Geburt beginnt. Möchte man also die Entwicklung

fördern, Probleme vermeiden oder bestehende Probleme verstehen, dann reicht der gängige Ansatz bei weitem nicht aus. Das bedeutet nicht, dass entsprechende Bücher zur Sexualerziehung überflüssig wären. Jedoch ist die damit angesprochene bewusste, kognitive Seite der Sexualentwicklung sozusagen nur das Sahnehäubchen bzw. der Zuckerguss auf dem „Kuchen" des zum Großteil unbewusst und abhängig vom sozio-kulturellen Umfeld verlaufenden Entwicklungsprozesses.

„Dann hat Papa das drei Mal machen müssen???" war die entsetzte Reaktion der Ältesten von drei Geschwistern nach der „Aufklärung" durch die Eltern. Nicht immer so pointiert ausgedrückt, ist es doch ein häufiges Problem der Sexualkunde/-erziehung, dass etwas zutiefst natürliches, menschliches und sinnliches distanziert und theoretisch dargestellt wird. Ohne Einbettung in die gesamte Entwicklung, den Bezug auf die emotionale und soziale Ebene, gehen solche Bücher und Aufklärungsbemühungen am Kern der Sache häufig weit vorbei.

Das Buch dient zudem als Ergänzung zu den bisherigen Büchern der Reihe, weshalb nicht alle Grundlagen der neuen sozialpsychologischen/entwicklungsdynamischen Autismus-Theorie hier noch einmal wiederholt werden. Die Darstellung beschränkt sich deshalb auf die für das Verständnis der Entwicklung von Sexualität und Partnerschaft notwendigen Bereiche.

II. EINLEITUNG

Seid fruchtbar und mehrt euch
und regt euch auf Erden,
daß euer viel darauf werden.
1. Mose 9:7

Die Fortpflanzung ist eine der Grundlagen von Leben
überhaupt. Aber Sexualität ist nicht nur deshalb wichtiger
Teil menschlichen Lebens.

Sexualität und Partnerschaft sind zudem wichtiger Teil
der sozio-emotionalen Entwicklung.

Wenn also ein Kind oder Jugendlicher auffällige sexuelle
Verhaltensweisen zeigt, so ist dies – so die These dieses
Buches – ein Zeichen für Probleme in der sozio-emotio-
nalen Entwicklung insgesamt!

Interventionen sollten deshalb nicht auf den Bereich von
Sexualität und Partnerschaft beschränkt sein, sondern
sich auf die allgemeine Entwicklung richten.

Es fehlt bei autistischen Kindern und Jugendlichen häufig
vor allem an (positiven) Erfahrungen, und nicht einfach
an Wissen das man durch Unterricht anhand schematischer Bilder, wie in Hartmann (2014), vermitteln kann.

Sexualität und Partnerschaft sind zentraler Teil der Persönlichkeit und Grundlage eines erfüllten Lebens.

Der sozio-emotionalen und damit auch sexuellen Entwicklung darf deshalb nicht erst dann Aufmerksamkeit geschenkt werden, wenn es zu „unerwünschtem" Verhalten kommt.

Denn wie alle den innersten Kern menschlichen Daseins betreffenden Verhaltensweisen und Notwendigkeiten können auch Sexualität und Partnerschaft zu großem Leid und Schmerzen führen.

Kein anderer Bereich ist dabei so stark kulturell bedingten Moralvorstellungen und Tabuisierungen unterworfen, auch wenn wir uns dieser nicht immer bewusst sind.

Der Bereich verschiedener Moralvorstellungen zieht sich von Vollverschleierung etc. z.B. in der islamischen Welt bis zu den sehr expliziten Darstellungen von Sexualität im Khajuraho Tempel aus dem 10. - 12. Jahrhundert in Indien (siehe Titelbild).

„Es wäre unrealistisch zu glauben, irgend jemand könne hinsichtlich aller oder fast aller infantilen (triebhaften) Tätigkeiten, die in unserer Gesellschaft so stark tabuiert sind, frei von Konflikten sein. Manche Erwachsene sind vielleicht fähig, Schmuddeligkeit oder Dreck bei Kindern ohne eine Anwandlung von Abwehr zu ertragen, aber es mag ihnen (trotz ihres theoretischen Wissens) ganz anders ergehen, wenn es um Masturbation bei Kindern geht. Wieder andere sind vielleicht frei von inneren Kon-

flikten, wenn die Kinder Obszönität und Exhibitionismus
an den Tag legen, aber voll von Konflikten, wenn es um
Ausdrücke der Oralität wie Daumenlutschen oder gieri-
ges Hinunterschlingen des Essens oder um physische
Aggressivität geht usw." [Bettelheim (1971)]

Als Teil der eigenen Kultur fallen einem Moral, Tabu
noch deren Wandel kaum auf.

Noch vor wenigen Jahrzehnten galt als verwerflich und
unmoralisch, was heute als normal gilt:

Angefangen beim Zeigen des nackten Körpers bis zum
gemeinsamen Nächtigen von Unverheirateten …

Scheidung – früher geächtet – ist heute schon eher die
Regel als die Ausnahme. Aus der bis in die 1970er Jahre
hinein als sittenwidrig behandelten „Wilden Ehe" wurde
innerhalb von Jahren eine akzeptierte „Patchwork-Fami-
lie", ein Begriff, der noch vor wenigen Jahrzehnten nicht
einmal existierte.

Sexualität und Partnerschaft sind also immer als Teil
eines sozio-kulturellen Umfelds zu verstehen.

Und beim Thema Sexualität und Partnerschaft wird man
also immer auch mit den eigenen Vorstellungen und Maß-
stäben konfrontiert.

Dabei ziehen sich durch die Jahrhunderte zwei Stränge,
wie man das Verhältnis von Körper und Geist betrachtet.

Auf der einen Seite steht der Dualismus, der Körper und Geist als voneinander getrennt betrachtet. Und als „Manichäismus" den Geist als Gefangenen eines sündigen, schmutzigen … Körpers sieht. Dies ist – leider – die Hauptwahrnehmung in unserer Gesellschaft und somit auch in vielen pädagogischen Ansätzen. Aus dem „Ich denke, also bin ich" (weil mich meine Sinne betrügen könnten) eines Descartes folgt dann die alleinige Konzentration auf die Ausbildung der kognitiven Entwicklung, auch und vor allem bei Autisten.

Auf der anderen Seite steht die Wahrnehmung von Körper und Geist als Einheit.

„Während sich Platon, Augustin und die Franziskaner die Seele als Gefangenen des Leibes vorstellen und das Menschentum allein in der Seele sehen, bekennt sich Thomas kühn zu der aristotelischen Ansicht und definiert den Menschen – selbst die Persönlichkeit – als ein aus Leib und Seele, Materie und Form zusammen gesetztes Wesen." [Durant (1981)]

Neben der, unserer Meinung nach falschen, dualistischen Trennung von Körper und Geist, stehen dem Verständnis von Sexualität und Partnerschaft bei Autisten im Augenblick noch mindestens drei weitere fundamentale Irrtümer entgegen:

14

1. Das falsche Verständnis von Autismus. Dies liegt schon in der Bezeichnung. So drückt das Wort „Autismus" aus, dass Autisten sich selber genug sind und keine anderen Menschen brauchen.
2. Das falsche Verständnis von Autismus als Krankheit – statt als Vulnerabilität.
3. Die fehlende Berücksichtigung des sozio-kulturellen Umfelds.

Doch Autismus ist eine Vulnerabilität innerhalb eines sozio-kulturellen Umfelds [Ganz, A.; Schmidt, B.J. (2016)]. Und auch Autisten brauchen soziale Interaktion (auch sexuelle und partnerschaftliche) sowohl zur Entwicklung als auch für psychische Gesundheit.

Erst wenn obige Punkte als Irrtümer (an-) erkannt werden – so wie in der neuen, sozialpsychologische/entwicklungsdynamischen Autismus Theorie – können zufriedenstellende Lösungs- und Forschungsansätze realisiert werden.

III. WISSENSCHAFTLICHE GRUND-LAGEN

1   Neue sozialpsychologische/entwicklungs-dynamische Perspektive

Es war Ende der 1960er und Anfang der 1970er Jahre, dass durch den „Kühlschrankmutter"-Mythos die wissenschaftliche Entwicklung eines psychodynamischen Verständnisses von Autismus diskreditiert wurde [Schmidt (2017)]. So wurde über 50 Jahre allein nach biologischen Ursachen für die Probleme von Autisten gesucht – und damit die sozio-emotionale Entwicklung und die daraus möglicher Weise resultierenden Probleme übersehen. Wir werden hier kurz die neuen Perspektiven darstellen, dann grundsätzliche wissenschaftliche Ansätze beschreiben, um diese dann mit der neuen Autismus Theorie in Bezug zu setzen.

1.1   Sozialpsychologische Perspektive

Auch wenn die Beschreibung und Diagnosekriterien für Autismus „tiefgreifende ENTWICKLUNGS-Störung" und „Störung der sozialen INTERaktion und sozialen

KOMMUNikation" lauten, wurde Autismus isoliert und statisch betrachtet.

Doch Entwicklung ist natürlich etwas Dynamisches. Und Kommunikation und Interaktion findet immer zwischen mindestens zwei Seiten statt.

Dabei zeigt die Sozialpsychologie sehr deutlich, dass diese bei neurotypischen Menschen (NT-Menschen) zu einem Großteil unbewusst stattfindet [Schmidt (2015/1)].

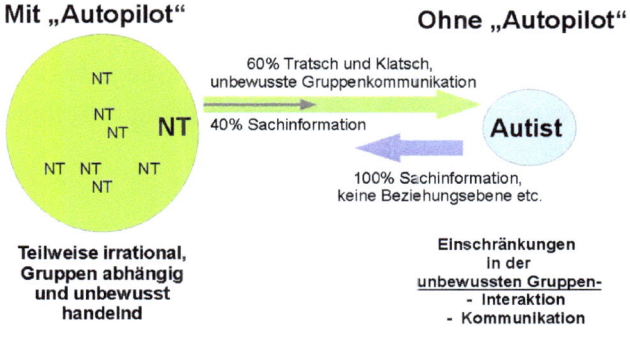

Unterscheiden muss man deshalb die „unbewusste" von der „sozialen" Kommunikation und Interaktion.

Die unbewusste Interaktion und Kommunikation geschieht über Mimik, Gestik, Modulation der Stimme, Synchronisation, Imitation, …

Durch das Fehlen der unbewussten (!) Gruppenkommunikation und Interaktion bei Autisten, kann es dann in Folge auch zu einer Störung der sozialen Interaktion kommen. Doch, und auch das wurde bisher nicht gesehen, benötigen Autisten – genauso wie alle anderen Menschen – soziale Interaktion zur ihrer Entwicklung. Und das besonders im Bereich der sozio-emotionalen Entwicklung.

1.2   Entwicklungsdynamische Perspektive

Betrachtet man Autismus nicht mehr statisch, sondern wendet sich wieder einem psychodynamischen Modell zu, dann wird deutlich, dass bei einer Störung der sozialen Interaktion in verschiedenen Entwicklungsabschnitten auch verschiedene Stränge der Entwicklung betroffen sein können [Ganz; Schmidt (2016)].

Sensible Phasen der Entwicklung

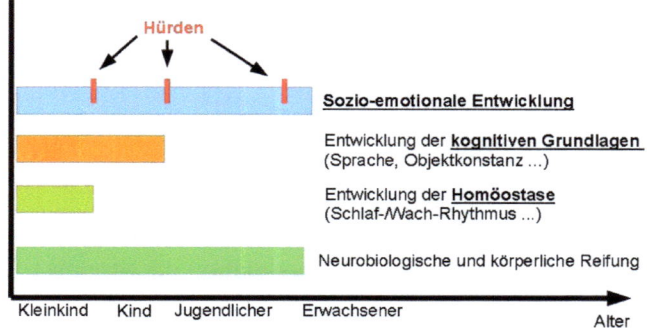

Die Entwicklung von Sexualität und Befähigung zu Partnerschaft findet dabei im Rahmen der sozio-emotionalen

Entwicklung statt. Und in dieser werden, wenn sie erfolgreich verläuft, die kulturell definierten Geschlechterrollen, Verhaltensweisen und Moralvorstellungen vermittelt.

2 Bisherige Forschung

Die bisherige Autismus-Forschung wurde bereits in Schmidt (2015/1) ausführlich kritisiert.
Diese Kritik gilt auch und besonders für die Forschung im Bereich Sexualität und Partnerschaft.

„Allerdings ist es wichtig zu beachten, dass die meisten Daten von Eltern und Fachleuten gewonnen werden (mit einigen Ausnahmen, z.B. Konstantareas und Lunsky 1997, Mehzabin und Stokes 2011, Ousley und Ivlesibov 1991), so dass der Großteil der Forschungsergebnisse in Zusammenhang stehen mit der Wahrnehmung von anderen im Gegensatz zu den Individuen selbst. Methodische und Validierungsherausforderungen sind auch üblich, mit Fragen wie kleinen Stichprobengrößen, fehlenden Kontrollgruppen und Randomisierung und fragwürdiger Datenanalyse. In vielen Fällen sind die Ziele unklar, die Bias werden nicht kritisch untersucht und es besteht ein allgemeiner Mangel an Diskussion über die Angemessenheit des Forschungsdesigns. Die Studien variieren auch in ihren Themen, Teilnehmern und Methodik, so dass die

*Verallgemeinerbarkeit begrenzt ist, und es gibt eine
signifikante Überrepräsentation männlicher Sexualität
(vielleicht verständlich angesichts des Verhältnisses von
Männern/Frauen innerhalb von ASD).*"
[Hartmann, Davida (2014)]

Zugleich muss man feststellen, dass sich das Verständnis
und damit auch die Forschungsansätze mit der Zeit und in
Abhängigkeit vom gesellschaftlichen Grundverständnis
von Sexualität ändern.

2.1   In zeitlicher Abfolge

Auch Wissenschaft unterliegt „Moden". Betrachtet man
die Forschung im Bereich Autismus und Sexualität, so
kann man mindestens drei Phasen unterscheiden.

2.1.a   Asexuell

Lange Zeit wurde Autisten und Menschen mit Behinderung grundsätzlich Sexualität abgesprochen. Diese Menschen sah man prinzipiell als asexuell an.
Was aber bedeutete, dass man nicht nur die Bedürfnisse
nach Sexualität und Partnerschaft ignorierte, sondern darüber hinaus auch nicht in diesem Bereich geforscht hat.

„ ...junge Männer – und junge Frauen (Aapola, Gonick and Harris 2005) – mit Behinderungen werden als asexuell angesehen, solange sie keine klar gegenteiligen Anzeichen zeigen (Martino and Pallotta-Chiarolli 2003)"
[Paechter (2007)]

Wie wir noch darstellen werden, werden Sexualität, Geschlechterrollen und Sexualverhalten durch die Teilnahme an Gruppen vermittelt und gelernt. So muss es nicht wundern, dass Menschen, die aufgrund z.B. einer Behinderung als „Other" wahrgenommen und deshalb von Gruppen ausgegrenzt werden, Sexualität abgesprochen wird. Dies geschieht leider auch heute immer noch. Mittlerweile ist zumindest klar, dass Autisten die gleichen Bedürfnisse im Bereich Sexualität und Partnerschaft haben wie NT-Menschen.

„Es gibt umfangreiche Forschungen, die belegen, dass die Mehrheit der Individuen mit ASD genau so interessiert an der Entwicklung und Aufrechterhaltung romantischer, intimer und sexueller Beziehungen sind wie NT Gleichaltrige (e.g., Konstantareas & Lunsky, 1997; Newport & Newport, 2002; Hénault, 2005: Tissot, 2009; Kalyva, 2010; Hartman, 2014). Gutstein und Shell (2002) beispielsweise beschreiben den Wunsch und das Bedürfnis nach Beziehungen, Anerkennung und Liebe als ,uni-

versell für die menschliche Art' und glauben, es sollte
nicht angenommen werden, dass sich Individuen mit ASD
nicht nach diesen emotionale Bindungen sehen (p. 13). "
[Wilding (2016)]

2.1.b   Abweichende Sexualität

Nach der Idee der Asexualität konzentrierte sich die
Forschung dann auf abweichendes Sexualverhalten.
Wohl als Folge davon, dass man zwar die normalen
Bedürfnisse von Autisten und Menschen mit Behinde-
rung ignorieren konnte, nicht jedoch abweichendes,
unerwünschtes Verhalten.
Dabei kommen, was im Kapitel „Autismus und Sexuali-
tät" dargestellt werden wird, sowohl abweichendes
Sexualverhalten als auch Probleme mit der Geschlechtsi-
dentität und Geschlechterrolle durchaus bei Autisten vor,
teilweise auch häufiger als bei NT-Menschen.
Als kritisch sehen wir die alleinige Fokussierung auf
Probleme, auf das Abweichende, anstatt auf die (gesunde)
Entwicklung von Sexualität und Partnerschaft bei Autisten überhaupt.

2.1.c   Normale Sexualität und Partnerschaft

Aktuell sind nun Studien in Mode, bei denen festgestellt wird, dass es bei Autisten keine Probleme bei Sexualität und Partnerschaft gibt.
So kommt z.B. Dewinter (2016) in einer Studie zu dem Schluss, dass Autisten keine besonderen Probleme im Bereich Sexualität haben.

„Unsere Ergebnisse unterstützen keine vorherrschende problematisierende Sicht auf die Sexualität bei Jugendlichen mit ASD."

Doch wie kann es sein, dass gerade die Menschen, denen man eine „Störung der sozialen Kommunikation und Interaktion" sowie einen „Mangel an Empathie" u.a. mittels Diagnosekriterien bescheinigt, normale und zufriedenstellende Sexualität und Partnerschaft erleben? Und das in einer Zeit, in der Sexualität und Partnerschaft allgemein immer problematischer werden.

Konkret bei Dewinter (2016) haben von möglichen 146 Jugendlichen nur 51 einer Teilnahme an der Studie zugestimmt. Die Befragung dieser 51 führte zu dem o.g. Ergebnis.

Unter Berücksichtigung der insgesamt problematischen Entwicklung von Autisten, nicht nur im Bereich Sexualität und Partnerschaft, wäre der Schluss naheliegender, dass 95 der möglichen 146 Teilnehmer, also ca. 2/3, Probleme mit Sexualität und Partnerschaft haben und deshalb die Teilnahme verweigert haben.

Zusammenfassend muss man feststellen, dass die Themen Sexualität und Partnerschaft bei Autismus von der Forschung bisher nicht einmal im Ansatz verstanden worden sind.

2.2 Falscher Forschungsansatz

Forschung kann nur dann zu sinnvollen Erkenntnissen führen, wenn die Forschungsansätze, auf denen die Forschung basiert, richtig sind.

Doch die Autismus Forschung scheitert bereits bei den Grundannahmen und Methoden. Die drei grundlegend falschen Ansätze in der Autismus Forschung sind:

1.) Phänomenologisch-deskriptiv
2.) Defizit orientiert
3.) Dyadische Interaktion

2.2.a   Phänomenologisch statt Theorie geleitet

Die letzten 70 Jahre ist die Autismus-Forschung über ein
proto-wissenschaftliches Stadium nicht hinaus gekom-
men. So wurde keine „unified theory" (einheitliche Theorie) entwickelt, sondern auf einer rein phänomenologisch-
deskriptiven Basis geforscht.
Zum Verständnis von Autismus im Allgemeinen und
Sexualität, Partnerschaft und Autismus im Speziellen
reicht ein phänomenologisch-deskriptiver Ansatz jedoch
bei weitem nicht aus.
Nur die Beschreibung der beobachtbaren Verhaltensweisen, die zu Tage treten, führt zum einen schnell in die
Irre: So bringt die Beobachtung und Beschreibung, dass
sich ein Jugendlicher z.B. in der Öffentlichkeit entkleidet
oder onaniert, keine Erkenntnis darüber, warum er dies
tut. Auch die Beobachtung, dass mehr Jungen als Mädchen eine Autismus Diagnose bekommen, sagt nichts
über die Ursachen.
Zum anderen ist natürlich auch jegliche Beobachtung
durch grundsätzliche Annahmen geleitet.
Wird z.B. Autismus, wie bisher, als Krankheit oder Störung im wahrsten Sinne des Wortes „betrachtet", so wird
sich dies auch in den Beobachtungen von Verhaltensweisen und deren Deutungen niederschlagen. Man wird sich

also vor allem auf abweichendes Sexualverhalten fokussieren, anstatt auf die grundlegenden Bedürfnisse von Autisten. Und, was noch problematischer ist, wirken diese Annahmen auch auf den Umgang mit Autisten und die Förderung von diesen.

"*Wenn Menschen Situationen als real definieren, sind sie in ihren Konsequenzen real* " (Thomas & Thomas, 1928, p. ; 572,) [zitiert nach Bronfenbrenner (1977)]

Wenn man also z.B., wie Tomasello (2006) es tut, autistische Kinder mit Affen auf eine Stufe stellt, dann darf es nicht wundern, dass man das Verhalten von autistischen Kindern als das unpassende Verhalten von „Affen" interpretiert; Und dass man dann, als Folge davon, die autistischen Kinder nicht wie Menschen behandelt, sondern versucht mittels ABA (Applied Behavior Analysis) die Kinder wie Affen zu dressieren.

„*Wir möchten an dieser Stelle auch auf derzeitige Versuche eingehen, bei denen es darum geht, den infantilen Autismus mittels operanter Konditionierung – durch die Erzeugung konditionierter Reaktionen durch Belohnung oder Bestrafung - zu überwinden. Dieses Vorgehen führt zwar dazu, daß die Abwehrstrategien des Kindes, das sich den Frustrationen der Realität zu entziehen ver-*

sucht, durchbrochen werden, so daß sich das Kind zum
Handeln gezwungen sieht. Aber sein Handeln geschieht
nicht aus freien Stücken. Seine Handlungen erfolgen
nach Plan und Wunsch des Experimentators, das heißt,
sie stellen konditionierte Reaktionen dar. ***Das aber läuft***
darauf hinaus, daß das autistische Kind auf dieselbe
Stufe gestellt wird wie der Pawlowsche Hund.*"*
[Bettelheim (1983)]

Notwendig zum Verständnis ist eine Autismus-Theorie,
an der sich die Forschung orientiert und mittels derer
Hypothesen gebildet und überprüft werden können. Die
von uns vorgelegte sozialpsychologisch/entwicklungs-
dynamische [Schmidt (2015/1), Schmidt; Ganz (2016),
Ganz; Schmidt (2016)] ist dabei die erste „unified
theory" überhaupt.
Es fehlte bisher vor allem die Frage nach dem WARUM?
Und das führt dann zu falschen Spekulationen und ver-
meintlichen Hilfen, die das Gegenteil bewirken ...

„Da Kanner zu dem Schluß gelangte, daß diese Störung
angeboren sein müsse, hat er es leider unterlassen sich
die Frage zu stellen, die wir - vor allem seit Freud – für
unerläßlich halten, wenn es um das Verständnis psycho-
logischen Verhaltens geht. Diese Frage aber lautet:
Warum verhält sich eine Person so und nicht anders?

Eine solche Frage ist unvermeidlich, es sei denn, wir nehmen an, daß Verhalten ausgeführt wird, ohne daß der Ausführende – ähnlich dem sich bewegenden Spastiker - irgendeine Wahl hätte. **Wenn man diese Frage jedoch unterläßt, unterläßt man es auch, die Motivation der Person zu verstehen, so daß man sich nur zu leicht versucht fühlt, das, was im Sinne eines konventionellen Verhaltens offensichtlich keinen Sinn ergibt, einem angeborenen Defekt zuzuschreiben.**" [Bettelheim (1983)]

Stellt man jedoch die Frage nach dem „Warum?", und geht nicht (allein) phänomenologisch-deskriptiv vor, dann gibt es für das bereits genannte Beispiel des Entkleidens in der Öffentlichkeit mehrere mögliche Ursachen:

1.) Probleme mit der Temperaturregulation.
2.) Probleme mit der Kleidung aufgrund taktiler Hypersensibilität (es juckt und kratzt einfach zu stark).
3.) Grundsätzliche Verhaltensweisen wurden aufgrund fehlender oder zu geringer Teilnahme an sozialer Interaktion nicht gelernt.
4.) Durch Fernsehen (z.B. die Kuppelshow „Naked attraction") und andere Medien wurden (in Kombination mit Punkt 3.) nicht allgemein akzeptierte Verhaltensweisen gelernt.
5.) …

Solange die gängige Forschung auf einem proto-wissenschaftlichen Niveau verharrt, rein phänomenologisch-deskriptiv vorgeht und sich nicht durch eine Theorie leiten lässt, wird sie zwangsläufig weiter in die Irre laufen.

2.2.b   Defizit orientiert

Die Fokussierung alleine auf die beobachtbaren Defizite bei einer „Krankheit" enthält zwei Problemebenen.
Zum einen wird nur die Person isoliert betrachtet, statt der Interaktion zwischen Personen und Milieus innerhalb eines sozio-kulturellen Kontext.
Das andere Problem ist, dass nicht über die „Diagnose einer Krankheit" hinaus gedacht wird.
Die Beobachtungen der Besonderheiten der Eltern von Autisten und daraus abgeleitete Spekulationen u.a. durch Kanner, Rimland und Bettelheim, lassen sich auflösen, wenn man Autismus auch jenseits einer Krankheit und Diagnose, sondern als Vulnerabilität betrachtet. Nimmt man noch die Vererbung als eine als sicher geltende Ursache von Autismus hinzu, dann waren die beschriebenen Eltern, zumindest teilweise, höchstwahrscheinlich selber Autisten. Die geschilderten Verhaltensweisen deuten auf jeden Fall darauf hin.
Bereits 1929 hatte Vygotsky dagegen in den „Fundamentals of Defectology" das „Kultur Historische Konzept"

KHK entwickelt. Danach ist z.b. eine körperliche Behinderung wie Blindheit oder Taubheit kein objektives Problem, sondern immer nur innerhalb der Wechselwirkung zwischen sozio-kulturellem Umfeld und der jeweiligen Person verstehbar. Wir werden in dem Kapitel über Vygotsky darauf zurückkommen.

„Der größte Fehler – die Abnormität eines Kindes ausschließlich als Krankheit anzusehen – hat Theorie und Praxis unseres Gegenstands zu einer sehr gefährlichen Illusion gemacht. Egal, was die Beeinträchtigung sein mag – Blindheit, Taubheit, Katarrhe der Eustachischen Röhre, oder Geschmacksverwirrung – wir analysieren akribisch jeden Korpuskel des Defekts, jedes kleine Fleckchen der Krankheit in abnormen Kindern, während wir nie die Goldminen der Gesundheit wahrnehmen, die jedem kindlichen Organismus innewohnen, egal was seine Beeinträchtigung ist.
Es ist unverständlich, warum diese letzte, einfache Wahrnehmung keine wissenschaftliche, praktische Wahrheit geworden ist, und warum bisher 90 Prozent der Zeit in der Sonderpädagogik den Krankheiten der Kinder und nicht ihrer Gesundheit gewidmet wurden. „Zuerst ist es ein Mensch, und erst dann, zweitens, ein besonderer Mensch, ein Blinder." Das ist das Motto für eine wissenschaftliche Psychologie für Blinde, die zuallererst die

allgemeine Psychologie für normale Menschen beinhal-
tet, und erst auf einer „zweiten Ebene" die spezielle
Psychologie für Blinde (F. Gerhardt, 1924, J. Buerklen,
1924)." [Vygotsky (1929)]

Im Bereich von Sexualität und Partnerschaft bedeutet
dies, dass man nicht alleine auf die möglichen oder bestehenden Probleme, sondern vor allem auf eine gelungene
sozio-emotionale Entwicklung innerhalb eines sozio-
kulturellen Umfelds achten sollte.

2.2.c   Individuell-Dyadischer Ansatz

Das Grundproblem eines biologistischen und Defizit orientierten Ansatzes ist, dass das Individuum erst einmal
weitgehend isoliert betrachtet wird.
Maximal wird diese Betrachtung erweitert auf eine dyadische Interaktion zwischen zwei Agenten.
Doch gerade im Bereich der Sexualität wird deutlich,
welchen weitgehenden Einfluss der sozio-kulturelle
Kontext bezüglich z.B. Moral, Geschlechterrollen und
Sexualverhalten spielt.
Die Entwicklung von Sexualität und Partnerschaft findet
durch eine intensive Wechselwirkung zwischen Individuum und sozio-kulturellem Kontext sowie die Teilnahme
an Gruppen statt [Paechter (2007)].

Ohne Berücksichtigung des sozio-kulturellen Umfelds können deshalb weder Forschung noch Pädagogik zu sinnvollen Ergebnissen kommen.

Besser geeignet zum Verständnis der Entwicklung und der beteiligten Wechselwirkungen, auch und gerade bei Autismus, ist Bronfenbrenners „ökosystemischer" Ansatz, den wir anhand eines Zitats kurz darstellen wollen:

„Im Gegensatz zu dem konventionellen dyadischen Forschungsmodell, das auf die Beurteilung der direkten Wirkung von zwei Agenten aufeinander beschränkt ist, muss die Gestaltung eines ökologischen Experiments bei der Gestaltung die Existenz von Systemen mit mehr als zwei Personen berücksichtigen (N + 2-Systeme).
Solche größeren Systeme müssen in Bezug auf alle möglichen Subsysteme (d.h. Dyaden, Triaden usw.) und die damit verbundenen potentiellen Effekte zweiter und höherer Ordnung analysiert werden."
[Bronfenbrenner (1977)]

Wir werden diesen Ansatz später noch ausführlicher behandeln.

3 Neue alte Forschungsansätze

Nachdem psychodynamische Forschungsansätze durch den „Kühlschrankmutter"-Mythos in den 1960er Jahren diskreditiert wurden [Schmidt (2017)], wurde Autismus über 50 Jahre statisch und isoliert mittels eines biologistischen Ansatzes betrachtet.

Die Umwertung einer sachlich-wissenschaftlichen Darstellung und Forschung in ein „parent-blaming", die Verschiebung von der Sach- auf die Beziehungsebene (siehe z.B. Schulz von Thun), führte dazu, dass die meisten Wissenschaftler über Jahrzehnte psychodynamische Modelle mieden.

Weder für das Verständnis von Autismus im Allgemeinen noch von Sexualität und Partnerschaft sind jedoch statische und biologistische Forschungsansätze zielführend. Es gilt also, sowohl für Theorie als auch Förderpraxis psychodynamische Ansätze zu übernehmen, die sich in anderen Bereichen bewährt haben.

Diese wollen wir im Folgenden jeweils kurz darstellen.

3.1 Vygotskys „Kultur-Historisches-Konzept"

Das „Kultur Historische Konzept" KHK von Vygotsky ist vor allem auch auf die (pädagogische) Anwendung bei der Förderung behinderter Kinder ausgerichtet. In dem Buch „Fundamentals of Defectology" [Vygotsky (1929)] vergleicht Vygotsky deshalb vor allem auch verschiedene pädagogische Ansätze.

Aufbauenden auf Alfred Adler und William Stern betrachtet Vygotsky besonders die Interaktion zwischen behindertem Kind und kulturellem Umfeld. Dabei beschäftigt er sich vorwiegend mit blinden und taubstummen Kindern, sowie Kindern mit geistiger Behinderung.

„Es ist selbstverständlich, dass Blindheit und Taubheit biologische Faktoren sind, und in keiner Weise soziale. Wichtig jedoch ist, dass die Erziehung nicht so sehr mit diesen biologischen Faktoren umgehen muss, wie mit ihren sozialen Konsequenzen.

Wenn wir ein blindes Kind erziehen, dann müssen wir uns nicht so sehr mit der Blindheit beschäftigen, wie mit jenen Konflikten, die dem blinden Kind bei seinem Eintritt in die Welt begegnen. Zu diesem Zeitpunkt werden alle Systeme, die das soziale Verhalten des Kindes bestimmen, gestört. Und deshalb scheint es mir von einer pädagogischen Sicht wichtig, durch die Erziehung eines solchen Kindes diese sozialen Brüche vollständig zu beheben." [Vygotsky (1929)]

Er übt scharfe Kritik an traditionellen, vor allem auch deutschen „pädagogischen" Modellen, die wir leider auch heute teilweise noch vorfinden.

„Befreit die Sonderschule aus ihrer Sklaverei - das heißt, von der physischen Behinderung, zu der sie sich versklavt hat - die nur pflegt, aber nicht heilt. Befreien Sie die Sonderschule von jeder Spur von philanthropischer und religiöser Orientierung. Bauen Sie diese wieder auf gesundem pädagogischem Boden auf. Befreit das Kind von der unerträglichen und sinnlosen Last der besonderen Beschulung. Das sind die Aufgaben, die für unsere Schulen sowohl durch ein wissenschaftliches Verständnis des Problems als auch durch die Forderungen der Realität gesetzt wurden." [Vygotsky (1929)]

Und statt zu fragen „Welche Krankheit/Behinderung hat der Mensch?" muss man die Fragen stellen „Welcher Mensch hat die Krankheit/Behinderung?" und „In welcher und durch welche sozio-kulturelle(n) Umgebung ist die Krankheit/Behinderung entstanden?".

„Einfacher gesagt, aus der psychologischen und pädagogischen Perspektive ist die Frage häufig in groben physischen und medizinischen Begriffen gestellt worden. Ein physisches Handicap wurde analysiert und kompensiert

als genau das, ein Handicap. Blindheit wurde definiert als einfach die Abwesenheit von Sehkraft, Taubheit als das Fehlen des Hörens, als ob wir es mit einem blinden Hund oder einem tauben Schakal zu tun hätten. Darüber hinaus haben wir die Tatsache aus den Augen verloren, dass im Gegensatz zum Tier ein körperliches Handicap in einem Menschen die Persönlichkeit nicht direkt beeinflussen kann, weil das Auge und das Ohr eines Menschen nicht nur physische Organe sind, sondern auch soziale Organe, denn zwischen der Welt und einem Menschen steht sein soziales Umfeld, das alles, was vom Menschen zur Welt und von der Welt zum Menschen ausgeht, lehrt und leitet.

Menschen haben keine einfache, asoziale, direkte Kommunikation mit der Welt. Ein Verlust des Sehens oder Hörens bedeutet also in erster Linie das Scheitern wichtiger sozialer Funktionen, die Degeneration gesellschaftlicher Bindungen und die Störung aller Verhaltenssysteme.
In der Psychologie und in der Pädagogik muss das Problem der Behinderung eines Kindes als soziales Problem aufgefasst und begriffen werden, denn der soziale Aspekt, der früher unbemerkt war und gewöhnlich als sekundär angesehen wurde, erweist sich in der Tat als überragend und zentral. *Dies muss an die Spitze unserer Liste gestellt werden. Wir müssen dieses soziale Problem mutig betrachten, gerade heraus.*" [Vygotsky (1929)]

Was heute im Bereich der Forderung nach und Förderung von Inklusion teilweise heftig diskutiert wird, findet man bereits Ende der 1920er Jahre bei Vygotsky.

3.2 Ökosystemischer Ansatz nach Bronfenbrenner

Versteht man Entwicklung als wechselseitige Interaktion zwischen Individuum und soziokultureller Umwelt, inklusive Rückkoppelungen, ist ein bis heute in der Autismus-Forschung vertretener individuell/dyadischer Ansatz zu kurz gegriffen. Der ökosystemische Ansatz Bronfenbrenners wäre hier um ein vielfaches besser geeignet. Bronfenbrenner hat eine Zeit lang mit Leontiev, einem Schüler von Vygotsky, gearbeitet.
Und baut seinen Ansatz auf das KHK (Kultur Historisches Konzept) von Vygotsky auf.

„Das gesamte psychologische Leben eines Individuums besteht aus einer Folge von kämpferischen Zielen, die auf die Lösung einer einzigen Aufgabe gerichtet ist: eine bestimmte Position in Bezug auf die immanente Logik der menschlichen Gesellschaft, oder den Forderungen des sozialen Umfelds, zu sichern. Letztlich wird das Schicksal der Persönlichkeit nicht durch die Existenz eines Defektes an sich definiert, sondern durch seine

sozialen Konsequenzen, durch seine sozio-psychologi-sche Verwirklichung. Im Zusammenhang damit wird es notwendig, dass der Psychologe jeden psychologischen Akt nicht nur in Bezug auf die Vergangenheit, sondern auch in Verbindung mit der zukünftigen Richtung der Persönlichkeit versteht." [Vygotsky (1929)]

Anders als bei Vygotsky, bei dem vor allem die pädagogi-sche Anwendung im Vordergrund steht, entwickelt Bron-fenbrenner eine Forschungsmethode:
„*Definition 1. Die Ökologie der menschlichen Entwick-lung ist die wissenschaftliche Erforschung der fortschrei-tenden, gegenseitigen Anpassung während der gesamten Lebensdauer, zwischen einem wachsenden menschlichen Organismus und den sich verändernden unmittelbaren Umgebungen, in denen es lebt, da dieser Prozess von den Beziehungen innerhalb und zwischen diese unmittelbaren Settings betroffen ist, sowie die größeren sozialen Kon-texte, sowohl formale als auch informelle, in denen die Settings eingebettet sind.* "
[Bronfenbrenner (1977)]
Dabei möchte Bronfenbrenner die reinen Laborexperi-mente vor allem durch Feldstudien ergänzen, weil diese wesentlich lebensnaher sind. Bissig charakterisiert er die allein auf Laborexperimenten basierende Entwicklungs-psychologie:

*„Aus dieser Perspektive kann man sagen, dass ein Groß-
teil der zeitgenössischen Entwicklungspsychologie die
Wissenschaft des seltsamen Verhaltens von Kindern in
seltsamen Situationen mit seltsamen Erwachsenen für die
kürzest möglichen Zeiträume ist."*
[Bronfenbrenner (1977)]

Zudem weist Bronfenbrenner darauf hin, dass die Be-
grenzung auf dyadische Prozesse zum Verständnis von
menschlichem Verhalten und menschlicher Entwicklung
nicht ausreicht.

*„... das Verständnis der menschlichen Entwicklung benö-
tigt mehr als die direkte Beobachtung des Verhaltens von
einem oder zwei Personen an der gleichen Stelle.
Es bedarf der Untersuchung von Multipersonensystemen
der Interaktion, die nicht auf ein einziges Setting beschränkt sind, und müssen Aspekte der Umwelt über die
unmittelbare Situation hinaus, in der sich das Subjekt
befindet, berücksichtigen. "* [Bronfenbrenner (1977)]
Eine umfassende Darstellung des Ansatzes von Bronfenbrenner ist hier allein schon aus Platzgründen leider nicht
möglich. Wir verweisen auf die Literaturhinweise im An-
hang und geben hier als kurze Zusammenfassung den
Text aus www.wikipedia.de wieder:

„Ökosystem bedeutet dabei die gesamte materielle und soziale Umwelt eines Menschen.

Ökologie: biologische Wechselbeziehung zwischen Organismen und deren natürlicher Umwelt

System: Gesamtheit von Elementen, die aufeinander bezogen bzw. miteinander verbunden sind und in Interaktion miteinander stehen

Das gesamte Ökosystem eines Menschen unterteilt Bronfenbrenner in folgende Systemebenen:

Mikrosysteme
umfassen die unmittelbaren Beziehungen eines Menschen zu anderen Menschen oder zu Gruppen, also beispielsweise die Beziehung zur Familie, der Schule, dem Arbeitsplatz etc. Auf dieser Ebene der persönlichen Beziehungen gestalten beispielsweise Kleinkinder in Interaktion mit den Bezugspersonen ihre eigenen Entwicklungsbedingungen mit.

Mesosystem
ist die Gesamtheit der Beziehungen eines Menschen, also die Summe der Mikrosysteme und die Beziehung zwischen ihnen. Ein Beispiel für eine mesosystemische Inter-

aktion ist das Zusammenspiel zwischen Kindertagesstätte und Elternhaus.

Exosystem

ist ein Beziehungsgeflecht, dem die Person nicht direkt angehört, so dass sie nur einen beschränkten oder gar keinen Einfluss auf dessen Gestaltung hat.

Dennoch haben die Exosysteme mitunter erheblichen Einfluss, da ihm Bezugspersonen der Person angehören. Ein solches Exosystem ist zum Beispiel die Arbeitsstelle der Mutter eines Kindes. Wenn diese zum Beispiel Schichtarbeit vollzieht, fehlt vermehrt die Mutter-Kind Interaktion.

Die geringen Einflussmöglichkeiten bei gleichzeitig hoher Wirkung werden etwa am Beispiel der Interaktion zwischen Lehrern und Eltern bei der Schulwahl am Ende der Primarstufe deutlich.

Auch Wohnumgebung oder Massenmedien sind wichtige Einflussfaktoren für ein Kind.

Makrosystem

ist die Gesamtheit aller Beziehungen in einer Gesellschaft, damit auch der Normen, Werte, Konventionen, Traditionen, der kodifizierten und ungeschriebenen Gesetze, Vorschriften und Ideologien.

Chronosysteme

*umfassen die zeitliche Dimension der Entwicklung, z. B.
die markanten Zeitpunkte in der Entwicklung, und deren
biografische Abfolge. Bronfenbrenner unterscheidet zwischen „normativen" Chronosystemen (wie dem Schulein-
tritt oder der Aufnahme der Berufstätigkeit) und „non-
normativen" (etwa schwere Krankheit von Angehörigen
oder Lotteriegewinn)."*

Legt man dieses ökosystemische Modell zugrunde, so
wird sofort deutlich, dass die Beschränkung der Betrachtung allein auf die eigene Kultur die Erkenntnisse beschränkt und verzerrt. Ohne Kulturübergreifende Sozialpsychologie erscheinen viele Verhaltensweisen auf der
Ebene des Makrosystems als unbedingt und fest. Nicht
wie in Wirklichkeit als relativ, veränderlich und kulturab-
hängig, sondern als sowohl allein als auch immer gültig.
Wir werden im Folgenden noch sehen, dass sich unter
einer ökosystemischen Perspektive nicht nur die Frage
nach den Ursachen der unterschiedlichen Anzahl von
Autismus-Diagnosen bei Jungen und Mädchen weitgehend erklären lässt.
Auch werden die Probleme von Autisten in vielen Bereichen durch die kulturübergreifende Sozialpsychologie
verständlich.
Zu diesen Problemen von Autisten zählen u.a.:

1.) Eigenes Erleben von Emotionen
2.) Zeigen von Emotionen
3.) Verstehen von Emotionen anderer

3.3   Kulturübergreifende Sozialpsychologie

Wie von uns bereits dargestellt, sind gerade Sexualität, Geschlechterrollen und Sexualverhalten sehr stark vom sozio-kulturellen Umfeld abhängig und werden von diesem durch wechselseitige Interaktion bestimmt. Aber auch viele andere Bereiche, das zeigen die Ergebnisse der kulturübergreifend Sozialpsychologie, sind kulturell bedingt.

3.3.a   Enkulturation

Um Autismus und die möglicher Weise damit einhergehenden Probleme – auch bei der sozio-emotionalen Entwicklung – zu verstehen, ist der Begriff der „Enkulturation" hilfreich:
„Unter Enkulturation, einem Lehnwort aus dem Englischen („in eine Kultur einbinden"), versteht man den Teil des Sozialisationsprozesses, der das unmerkliche Hereinwachsen in die jeweilige eigene Kultur vom zunächst neutralen und kulturfreien Neugeborenen bis hin zum kulturell integrierten Erwachsenen bewirkt.

43

Enkulturation beinhaltet die automatische, nicht durch intentionale Erziehung gesteuerte Verinnerlichung einer Kultur und das bewusste geplante Hineinwachsen in Form der Erziehung als Enkulturationshilfe und grenzt sich somit von der Akkulturation ab. ...

Die Unmerklichkeit und Unreflektiertheit des Kulturerwerbs *und die nur im Kontrast zu anderen, fremden Kulturen erfahrbare eigene Kulturhaftigkeit führen häufig dazu, die eigene Kultur für normal, natürlich oder gottgegeben zu halten.*

Interkulturelles Lernen, Auslandserfahrungen, multi-kulturelle Begegnungen sind daher wichtige Ansätze und Möglichkeiten, Kultur-Zentriertheit, Ethnozentrismus, Rassismus und Nationalismus entgegenzuwirken.

Enkulturation erhält die Kontinuität der Traditionen einer Gesellschaft und wirkt dem Kulturwandel entgegen." [Quelle: www.wikipedia.de]

Wichtig dabei ist, dass die Enkulturation zu einem großen Teil unbewusst durch die Teilnahme an Gruppen und unbewusstes Gruppenverhalten verläuft.

„Im Verlauf des individuellen Sozialisationsprozesses, durch den das Individuum »in Auseinandersetzung mit anderen Personen die ihm gemäßen Muster sozial relevanten Verhaltens und sozial relevanter Erfahrungen ent-

wickelt« (Zigler & Child, 1969, S. 474), und durch den damit zusammenhängenden Prozeß der Enkulturation wächst der Einzelne in die soziale Gemeinschaft hinein. »Sozialisation findet nicht nur in der Kindheit oder in bestimmten Lebensabschnitten statt, sondern vollzieht sich während der gesamten Lebensspanne eines Menschen. Dabei sind in den einzelnen Entwicklungsphasen jeweils spezifische sozial relevante Verhaltensweisen zu erlernen, damit die in der Auseinandersetzung mit der sozialen Umwelt sich stellenden Aufgaben gelöst werden können« (Thomas, 1991, S. 199).“
[Thomas, Alexander (2005)]

3.3.b Sexualität, Partnerschaft und Gesellschaft

Durch die Forschung im Bereich der kulturübergreifenden Sozialpsychologie wird deutlich, dass viele Verhaltensweisen und Reaktionen in verschiedenen Kulturen unterschiedlich und somit kulturell bedingt, also im Verlauf der Enkulturation entwickelt werden. Das bedeutet vor allem, dass sie innerhalb der jeweiligen Kultur durch Prozesse der Prägung, Imitation und des unbewussten wie auch bewussten Lernens (d.h. durch Teilnahme an der sozialen Interaktion der Gesellschaft auf allen Ebenen) entstehen.

45

Auch hier können wir nicht diesen Forschungsbereich komplett wiedergeben, verweisen aber gerne auf das Buch von Smith und Bond „Social Psychology Across Cultures".

In diesem wird u.a. ausführlich beschrieben, wie unterschiedlich in verschiedenen Kulturen folgende Punkte sind:

- *Partnerpräferenzen*
- *Geschlechtsstereotypen*
- *Decodierung von Emotionen*
- *Emotionen erleben*
- *Zeigen von Emotionen*
- *Ereignisbeurteilung und Emotionen*
- *Erläuterung der Ursachen des Verhaltens anderer*
- *Auswählen, was wir anstreben*
- *Selbstachtung*
- *Subjektives Wohlsein*
- *Wahrgenommene Lebensqualität* "

[Smith, Bond (1998)]

Einige dieser Punkte werden wir im Folgenden genauer betrachten.

3.3.c   Einige Geschlechtsunterschiede

Weil wir in aller Regel nur die bei uns gängigen und von uns über Enkulturation vermittelten Geschlechterrollen und Sexualverhaltensweisen kennen, wird leicht die Abhängigkeit von der jeweiligen Kultur übersehen. Doch schon früh zeigten anthropologische Studien große Unterschiede bei verschiedenen Völker:

„Die Frage, ob es irgendwelche universellen Unterschiede im gesellschaftlichen Verhalten von Männern und Frauen gibt, hat seit der Zeit der klassischen anthropologischen Studien von Margaret Mead (1935) eine Kontroverse erregt.

Ihre Studien zeigten deutliche Unterschiede zwischen den drei primitiven Gesellschaften, die sie in Neuguinea studierte, bei den Rollen, die Männern und Frauen zugeschrieben wurden.

Unter den Arapesh wurde sowohl von Männern und Frauen erwartet, warm und fürsorglich zu sein.

Unter den Mundugumor wurde von Männern und Frauen erwartet, robust und durchsetzungsfähig zu sein.

Unter den Tchambuli kümmerten sich die Frauen um ökonomische Aktivitäten, während die Männer sich mit dem Dekorieren, Tanzen und Tratschen beschäftigten. "
[Smith, Bond (1998)]

Wir werden noch auf die kulturelle Vermittlung von Geschlechtsidentität, Geschlechterrollen und Sexualverhalten zurück kommen.

3.3.d   Gefühle erleben

Insbesondere für den Bereich der Autismus-Forschung von zentraler Bedeutung ist die kulturelle Bedingtheit sowohl des Verstehens, Zeigens als auch Erlebens von Emotionen. Kurz gefasst kann man sagen, dass das, was zur Zeit als „Empathie" bezeichnet wird, durch Enkulturation vermittelte Verhaltens- und Erlebensweisen von Emotionen sind.

„In der Stichprobe als Ganzes wurde festgestellt, dass Wut und Freude konsequent als die häufigsten Emotionen gemeldet wurden.
*Allerdings gab es signifikante Variationen über die Gruppen in der **Häufigkeit, Intensität und Dauer der berichteten Emotionen.**"*
[Smith, Bond (1998)]

Die Unterschiede bei Häufigkeit, Intensität etc. von Erleben und Zeigen von Emotionen ist u.a. darauf zurückzuführen, ob die jeweilige Kultur eher individualistisch oder kollektivistisch orientiert ist. In kollektivistisch orientierten Kulturen werden Emotionen weit weniger wahrgenommen und gezeigt.

„... dass im Vergleich zu japanischen Studenten, **US-Studenten von Emotionen berichteten, die länger dauerten, intensiver waren und von körperlichen Symptomen begleitet wurden.** *Die US-Studenten beschrieben sich auch als positiver auf die von ihnen beschriebenen Emotionen reagierend, und zeigten mehr verbale Reaktionen auf diese. Im Gegensatz zur europäischen Studie* **deuten diese Befunde nicht nur darauf hin, dass in verschiedenen Kulturen unterschiedliche Auslöser für Emotionen auftreten, sondern auch, dass die Amerikaner tatsächlich im Allgemeinen emotionaler reagieren als Japaner.**" [Smith, Bond (1998)]

3.3.e   Zeigen von Gefühlen

Nicht nur das Erleben von Gefühlen ist, abhängig von der jeweiligen Kultur, unterschiedlich, sondern auch die Regeln, wie Gefühle gezeigt werden.

„Mit anderen Worten, wir haben immer noch nur teilweise Beweise dafür, dass Personen in einigen Ländern mehr Emotionen erleben als in anderen, aber **viel stärkere Beweise haben wir, dass die Regeln des Zeigens von Emotionen von Kultur zu Kultur variieren.**"
[Smith, Bond (1998)]

„*Gudykunst et al. (1988) führten weitere Neubewertungen der europäischen Daten durch, die sich auf die Regeln des Zeigens von Emotion stützen.* **Sie fanden, dass sowohl verbale als auch nonverbale Reaktionen auf erfahrene Emotionen in den nationalen Kulturen, die stark individualistisch orientiert waren, deutlich stärker waren.**" [Smith, Bond (1998)]

„*Die Daten zum emotionalen Ausdruck sind also klar.* **Die Entschlüsselung von gezeigten Emotionen hat eine gewisse Allgemeinheit, aber unsere Erfahrung und unser Ausdruck von Emotionen ist viel stärker kulturell bedingt.**" [Smith, Bond (1998)]

Betrachtet man diese Ergebnisse der kulturübergreifenden Sozialpsychologie in Zusammenhang mit Vygotskys KHK und Bronfenbrenners ökosystemischen Ansatz, dann wird auch sofort deutlich, dass bei Autisten die Probleme im Umgang mit Emotionen vor allem durch fehlende positive Interaktionen innerhalb von Gruppen entstehen. **Probleme im Umgang mit Emotionen sind also kein „Defizit" von Autisten, sondern ist die Folge einer ungünstigen Entwicklung.**

3.3.f   Ereignisbeurteilung und Emotionen

Ohne die kulturübergreifende Sozialpsychologie kann
man schnell dem Irrtum unterliegen, dass man auf ein
Ereignis auch nur mit einem Gefühl reagieren kann.
Doch auch die emotionale Reaktion auf ein Ereignis und
die Einschätzung, ob das emotionale Gefühl sozial akzeptabel ist, wird kulturell geprägt.

*„Die Kultur übt dann einen entscheidenden Einfluss
auf die Emotionen aus durch die Gestaltung, wie ein
bestimmtes Ereignis interpretiert oder eingeschätzt wird.
… Die Kultur wird auch prägen, ob Menschen das resul-
tierende emotionale Gefühl als sozial akzeptabel bewer-
ten oder nicht. … Schließlich beeinflussen Kulturen die
Art und Weise, wie Emotionen in einer gegebenen Situation gezeigt und auf sie reagiert werden (Mesquita und
Frijda, 1992)."* [Smith, Bond (1998)]

Zusammenfassend muss festgestellt werden, dass Forschungsansätze zu Emotionen bei Autisten über individu-
ell/dyadische Ansätze hinaus gehen müssen, sollen sie zu
wegweisenden Ergebnissen führen.

Und auch wird wieder deutlich, dass man vor allem der sozio-emotionalen Entwicklung innerhalb eines sozio-kulturellen Umfelds mehr Beachtung schenken muss.

3.3.g   Intime Beziehungen

In logischer Folge unserer bisherigen Darstellungen wird wohl nicht mehr verwundern, dass auch die Arten und Weisen intimer Beziehungen durch die jeweilige Kultur geprägt werden.

„Wenn sich die Kulturen in der Weise unterscheiden, in der ihre Mitglieder miteinander kommunizieren und in ihrer Einstellung zur Zeit, könnten wir erwarten, dass diese unterschiedlichen Schwerpunkte einen großen Ein-fluss auf die Beziehungen zwischen den Kulturmitgliedern haben würden.
*Diese allgemeine Vorhersage sollte nirgendwo deutlicher sichtbar werden als auf dem Gebiet der intimen Beziehungen. **Wir werden entdecken, dass sowohl die Konzeption als auch die Manifestationen der Intimität durch Kultur geprägt sind.**"*
[Smith, Bond (1998)]

3.4   Zusammenfassung

Welche Gefühle durch ein Ereignis ausgelöst werden, in
welcher Intensität sie erlebt und wie Gefühle gezeigt
werden, dies alles ist neben anderen Faktoren vor allem
stark abhängig von der jeweiligen Kultur!
Und auch die Präferenzen bezüglich eines Partners sowie
Geschlechts-Stereotypen ... sind kulturell vermittelt.
Wenn also Autisten „abweichendes Verhalten" im
Bereich Sexualität und Partnerschaft zeigen, dann liegt
dies nicht an einer falschen oder defekten biologischen
Anlage, sondern an einer nicht ausreichenden Enkulturation, also an einem Mangel an sozialer Interaktion, durch
den die Enkulturation vollzogen wird.

*„Der Mythos eines untergeordneten sozialen Instinkts
oder über eine "gewisse Verringerung der sozialen Im-
pulse" in einem retardierten Kind (A. N. Graborov, 1925)
muß verworfen werden. Es ist eine Tatsache, dass die
soziale Persönlichkeit eines zurückgebliebenen Kindes
beeinträchtigt und unterentwickelt ist. Nirgends ist die
soziale Natur eines Behinderung so offensichtlich wie
in diesem Fall. ...
Einmal als dumm oder behindert gebrandmarkt, ist das
Kind in absolut neue soziale Umstände gesetzt und seine*

gesamte Entwicklung geht in eine völlig neue Richtung. Ein Defekt wird durch seine sozialen Konsequenzen verstärkt, genährt und bestärkt. In Bezug auf dieses Problem gibt es keine einzige Instanz, wo die biologische von der sozialen Seite getrennt werden kann. Nirgends ist das offensichtlicher als in der Frage der Sexualerziehung. ... Jede Abnormalität, die in ihrem sexuellen Verhalten auftritt, ist von sekundärer Natur." [Vygotsky (1929)]

Durch die Ergebnisse der kulturübergreifenden Sozialpsychologie wird deutlich, dass Formulierungen wie „Autisten zeigen und verstehen keine Emotionen" oder „Autisten haben einen Mangel an Empathie" falsch und von einer tiefen Kulturarroganz geprägt sind.

Richtig dagegen wären Formulierungen, die auf die kulturelle Bedingtheit sowohl der Wahrnehmung als auch Äußerung von Emotionen hinweisen. Diese eröffnen dann auch den Weg zum Verständnis, dass diese kulturellen Regeln durch Teilnahme an sozialer Interaktion vermittelt werden. Doch genau von dieser sozialen Kommunikation sind Autisten aufgrund der fehlenden unbewussten Gruppenkommunikation häufig ausgeschlossen.

Bei der Interaktion zwischen sozio-kulturellem Umfeld und (autistischem) Individuum ist das Umfeld in der Regel übermächtig.

Es hängt also weit mehr vom Umfeld, also von der Kultur

und Gesellschaft ab, ob Autisten ausgegrenzt und marginalisiert, oder zu sozialer Interaktion ermutigt werden.

Es hängt von der jeweiligen Gesellschaft ab, ob Autisten durch Gruppen vor allem Mobbing erfahren oder wertschätzendes Miteinander, bei dem Lernerfahrungen bezüglich Geschlechterrolle, Sexualität etc. gemacht werden können.

Da bei Autisten die Aneignung der kulturellen Strukturen nicht durch unbewusste Imitation funktioniert, sind diese viel mehr auf soziale Interaktion angewiesen.

Und sind deshalb zugleich viel verletzlicher durch Ausgrenzung [siehe auch Schmidt (2016)].

So ist es vor allem eine Aufgabe der Gesellschaft, die Bedingungen zu schaffen, dass Autisten an den Gruppenprozessen teilnehmen können, die die kulturellen Gegebenheiten auch bezüglich Sexualität und Partnerschaft vermitteln, und nicht von diesen ausgeschlossen werden.

IV. SEXUALITÄT UND PARTNER-SCHAFT

Nach der Erörterung grundlegender Perspektiven für das Verständnis von Autismus und die Ursachen möglicher Probleme, können wir uns nun dem Bereich von Sexualität und Partnerschaft zuwenden.

Schon jetzt sollte deutlich geworden sein, dass zentrale Punkte bezüglich z.B. Geschlechtsidentität, Geschlechterrolle und Sexualverhalten durch Enkulturation erworben werden. D.h. durch die Teilnahme an sozialer Interaktion vor allem in Gruppen. Und auch wird hier schon deutlich, dass Probleme z.B. im Sexualverhalten von Autisten nicht isoliert betrachtet werden dürfen, sondern einer Einordnung in die sozio-emotionale Entwicklung in einem sozio-kulturellen Umfeld bedürfen.

1   Bedeutung von Sexualität und Partnerschaft

Zur Begriffsbestimmung von Sexualität und Sexueller Gesundheit zitieren wir an dieser Stelle die Definitionen der WHO:

„Sexualität

Die Sexualität ist ein zentraler Aspekt des menschlichen Lebens und umfasst Sex, Geschlechtsidentitäten und Rollen, sexuelle Orientierung, Erotik, Lust, Intimität und Reproduktion.

Die Sexualität wird in Gedanken, Phantasien, Wünschen, Überzeugungen, Einstellungen, Werten, Verhaltensweisen, Praktiken, Rollen und Beziehungen erlebt und ausgedrückt. Während die Sexualität alle diese Dimensionen einschließen kann, sind nicht alle von ihnen immer erlebt oder ausgedrückt. Die Sexualität wird durch das Zusammenspiel von biologischen, psychologischen, sozialen, wirtschaftlichen, politischen, kulturellen, ethischen, rechtlichen, historischen, religiösen und spirituellen Faktoren beeinflusst.

Sexuelle Gesundheit

Die sexuelle Gesundheit ist ein Zustand des körperlichen, emotionalen, geistigen und sozialen Wohlbefindens in Bezug auf die Sexualität; es ist nicht nur das Fehlen von Krankheit, Dysfunktion oder Gebrechen.

Die sexuelle Gesundheit erfordert einen positiven und respektvollen Zugang zu Sexualität und sexuellen Beziehungen sowie die Möglichkeit, angenehme und sichere sexuelle Erfahrungen zu haben, frei von Zwang, Diskriminierung und Gewalt.

Um sexuelle Gesundheit zu erlangen und zu erhalten, müssen die sexuellen Rechte aller Personen respektiert, geschützt und erfüllt werden." [Quelle: WHO 2006 - Defining sexual health - Report of a technical consultation on sexual health 28–31 January 2002, Genev]

Wie sich im Folgenden zeigen wird, sind viele Autisten auch von sexueller Gesundheit weit entfernt. Und das nicht, weil sie „krank" sind, sondern weil ihnen zum einen die Möglichkeiten und Rechte zur Entwicklung ihrer Sexualität und Teilnahme an sozialer Interaktion vorenthalten werden. Und zum anderen, weil sie häufig nicht im notwendigen Maße gegen Missbrauch, Gewalt und Ausbeutung geschützt werden.

2   Sex und Gender

Nachdem wir schon anhand z.B.

– des Entkleidens in der Öffentlichkeit und

– der Probleme mit dem Zeigen, Dekodieren und Empfinden von Emotionen

die Bedeutung der sozialen Vermittlung durch Enkulturation gezeigt haben, wenden wir uns nun der Vermittlung

von Geschlechtsidentität, Geschlechterrollen und Sexualverhalten zu.

Hier sei für weitergehende Informationen das Buch
*„Being Boys; Being Girls: Learning masculinities and
femininities"* [Paechter (2007)] empfohlen.

Grundsätzlich folgt Paechter nicht dem bereits beschriebenen und unsere Kultur und Pädagogik durchdringenden
dualistischen Ansatz:

*„Zugleich hatte die Unterscheidung zwischen biologi-
schem und sozialem Geschlecht eine Reihe weniger
harmloser Effekte. Erstens ist sie essenziell dualistisch,
weil sie die Beziehung zwischen Geist und Körper ent-
zweit. Das ungewöhnliche an diesem Dualismus ist allerdings, dass beide Hälften die Hauptsache sein können.
Abhängig von der jeweiligen theoretischen oder politischen Position, können entweder Geist oder Körper als
hauptsächlich für Identität und Verhalten angesehen
werden. Die Einteilung von biologischem und sozialem
Geschlecht in eine dualistische Beziehung behandelt
Geist und Körper, oder genauer, das Selbstverständnis
als Maskulin und Feminin, und das Verständnis, dass
man physisch männlich oder weiblich ist, als separat
und exklusiv. Außerdem verleiht es dem biologischen
Geschlecht eine fadenscheinige Validität; somit scheint
es, als wäre, während das soziale Geschlecht variabel,*

59

zufällig und sozial konstruiert ist, das biologische irgendwie realer, feststehender, nachvollziehbarer und unveränderlicher. Allerdings werden Körper als solche von den sie umgebenden Gesellschaften und deren Annahmen unterschiedlich wahrgenommen und interpretiert. (Laqueur 1990)" [Paechter (2007)]

Und Paechter unterscheidet deshalb auch nicht in „Sex" und „Gender", sondern in „masculinity" und „femininity".

„Auch wenn wir akzeptieren, dass biologisches und soziales Geschlecht bedeutungsvolle und exklusive Bezeichnungen sind, verschleiert der Umstand, sie in eine dualistische Beziehung zu setzen, ihr enge gegenseitige Abhängigkeit. Genauer gesagt wird dadurch verschwiegen, dass die Kategorisierung eines Kindes als Junge oder Mädchen, die Bestimmung des biologischen Geschlechts eines Babies, der es umgebenden Gemeinschaft, und später dem Individuum selbst, mitteilt, welches soziale Geschlecht es haben soll(te).
Da biologisches und soziales Geschlecht in unauflöslicher Wechselwirkung stehen, ist die Bestimmung des biologischen Geschlechts eines Babies ebenfalls die Bestimmung seines soziales Geschlechts, mit allen Annahmen die damit einhergehen." [Paechter (2007)]

Dabei führt Paechter aus, dass auch „masculinity" und „femininity" durch Kultur und Gruppen innerhalb dieser Kulturen definiert und geprägt werden.

„...Maskulinität und Feminität sind kollektive Vorstellungen davon, was in der jeweiligen Gesellschaft als männlich oder weiblich gilt. Die in einer Gemeinschaft vorherrschenden maskulinen oder femininen Gepflogenheiten führen daher zu einer idealtypischen Vorstellungen bezüglich Maskulinität und Feminität, aus denen abgeleitet wird, wie Männer und Frauen in dieser Gemeinschaft zu sein haben. In Abhängigkeit davon entwickeln Individuen ihre eigenen Maskulinitäten und Feminitäten, welches also ihre jeweilige Art sind, Junge oder Mädchen, Mann oder Frau ‚zu sein', und welche unterschiedlich ist. Insbesondere sollte erwähnt werden, dass dies sowohl maskuline Feminität als auch feminine Maskulinität einschließt. (Paechter 2006a; Pascoe 2007)"
[Paechter (2007)]

So wie der Ansatz „Autismus = Krankheit aufgrund biologischer Ursache" irreführend ist, so ist es die Gleichung „biologisches Geschlecht = Geschlechtsidentität = Geschlechterrolle = Sexualverhalten" auch.

2.1 Gruppen

Die Vermittlung der Geschlechtsidentität und Geschlechterrolle geschieht durch die Teilnahme an verschiedenen Gruppen innerhalb einer Gesellschaft.

„Für Kinder in den meisten gegenwärtigen Gesellschaften gibt es drei Arten, wie die kollektive Konstruktion und das Erlernen von Maskulinitäten und Feminitäten stattfindet: In der Familie, unter Gleichaltrigen und in der Schule. Diese haben unterschiedlich starke Bedeutungen in unterschiedlichen Lebensaltern eines Kindes. In den ersten Lebensjahren ist die Familie von zentraler Bedeutung für die kindliche Entwicklung des Verständnisses von Männern und Frauen, Jungen und Mädchen und inwiefern sich deren Aktivitäten, abhängig vom sozialen Geschlecht, unterscheiden." [Paechter (2007)]

Im Vordergrund stehen dabei auch interne Gruppenprozesse, d.h. die Integration eines sich entwickelnden Individuums in die Gruppe als auch die Abgrenzung gegenüber anderen Gruppen.

„Mein Punkt in diesem Buch ist, dass diese Lernprozesse, männlich oder weiblich zu sein, innerhalb von losen, sich

*überlappenden, örtlichen Gemeinschaften von maskuli-
nen und femininen Gewohnheiten stattfindet (...).
In diesen Gemeinschaften erfahren Kinder und Jugendliche, wie man als männlich oder weiblich behandelt wird,
und wie die Erwartungen dieser Gemeinschaft, der sie
angehören, an ihre männlichen und weiblichen Mitglieder sind.*" [Paechter (2007)]

Wird Geschlechtsidentität und Geschlechterrolle also
durch Gruppenteilnahme vermittelt, dann muss der Frage
Beachtung geschenkt werden, wie ein Individuum Teil
einer Gruppe wird bzw. werden kann?

*„Eine 'community of practice' ist, vereinfacht gesagt, eine
Gemeinschaft, die eine gemeinsame Gepflogenheit prak-
tiziert. Neulinge in dieser Gemeinschaft werden dergestalt betrachtet, als dass sie ihre Fähigkeiten zur Anwendung dieser Gepflogenheiten entwickeln, in dem sie an
diesen ‚angemessen peripher teilhaben' (...).
Angemessen periphere Teilhabe erlaubt den Neulingen,
an peripheren Aspekten der Gepflogenheiten der Gemeinschaft teilzunehmen, und als dies legitim tuend
wahrgenommen zu werden, während sie nach und nach
an die zentraleren, meist komplexeren Gepflogenheiten
herangeführt werden. Im Zuge dessen entwickeln die
Lernenden nicht nur ihre Expertise in der Gepflogenheit,*

sondern auch ihr Verständnis der und ihre Involviertheit in die umgebende Kultur, und was es heißt, die Identität eines echten Teilnehmers anzunehmen."
[Paechter (2007)]

Bereits an dieser Stelle wird deutlich, wie wichtig die Teilnahme an sozialer Interaktion ist. Und welche Folgen der Ausschluss aus Gruppen, z.B. bei Autisten wegen fehlenden unbewussten Gruppenverhaltens, haben kann. Autisten kommen häufig innerhalb einer Gruppe über den Status des „legitimate peripheral novice" („legitimen peripheren Neulings") nicht hinaus.

„Dies führt zu einer dynamischen Identität: Wir sind nicht nur Männer und Frauen, Jungen und Mädchen, sondern auch Mitglieder von Ethnien, sozialen Klassen, Familien, Arbeits- und Schulgemeinschaften, mittels derer wir unsere variablen und variierenden Identitäten konstruieren, entsprechend der Foucauld'schen Idee dass ‚das Selbst ein Ort vielschichtiger Gewohnheiten ist' (Lloyd 1996: 247). Die multiple Natur unserer Teilhabe an Wissensgemeinschaften bedeutet auch, dass wir Kinder als sich sukzessive zwischen altersbezogenen maskulinen und femininen Gepflogenheiten bewegend erleben, während sie nach und nach zu immer weniger peripheren Mitgliedern der größeren, erwachsenen-zentrierten

Gender-Gemeinschaften werden. Während sie dies tun,
werden sie gleichzeitig zu Mitgliedern anderer Wissens-
gemeinschaften, etwa ihrer Schulklasse, ihres Freundes-
kreises, ihrer Familie. Diese Wissensgemeinschaften,
denen sie angehören, beziehen sich gruppenkonstellato-
risch auf andere. (Wenger 1998)" [Paechter (2007)]

2.2   Gruppenzugehörigkeit und Abgrenzung

Eine Gruppe definiert sich, wie auch ein Staat, durch seine Grenze. Um Teil einer Gruppe zu sein, muss man sich
also innerhalb ihrer unbewusst definierten Grenzen des
Verhaltens bewegen und muss sich über die Imitation des
(unbewussten) Gruppenverhaltens als legitimes Mitglied
beweisen.

„Der Schlüssel zum Zusammenhalt einer Wissensgemein-
schaft ist dreidimensional: Allseitige Beteiligung, also
die Beschäftigung miteinander; gemeinsame Vorhaben,
oder die Teilhabe an kollektiven Projekten; und ein ge-
meinsames Repertoire an gemeinschaftlichen Handlun-
gen, Verhalten und Sprache, die speziell und gemein für
diese Gruppe sind (Wenger 1998)"
[Paechter (2007)]

*„Das Erlernen der Gepflogenheiten einer Gemeinschaft bedeutet tatsächlich, zu lernen, wie man ist – und maskuline und feminine Gemeinschaften bilden da keine Ausnahme. Das Erlernen der vollen Teilhabe an maskulinen oder femininen Verhaltensweisen bedeutet, seine Identität und deren Ausübung zu erlernen. Dies ist natürlich eine verkörperte Identität: Man entwickelt nicht nur eine Lebensperspektive, Meinungen und Urteile, oder erwirbt gruppenrelevantes Wissen. Der Lernende lernt, sich zu bewegen, zu sprechen (**Eckert and McConnell-Ginet 1992**), sich zu verhalten - kurz gesagt, diese Identität auszuüben. Diese verkörperte Ausübung der Mitgliedschaft in der Gemeinschaft ist von zentraler Bedeutung sowohl für die Legitimität als auch für volle Teilhabe."* [Paechter (2007)]

Hierbei sind zwei Dinge zu berücksichtigen:

1. Dieses Lernen geschieht zuerst und auch leichter und schneller durch unbewusste Gruppeninteraktion. Autisten, d.h. Menschen ohne unbewusstes Gruppenverhalten, werden häufig schon von Gruppen ausgeschlossen, bevor sie überhaupt die Chance hatte, die Gruppenregeln bewusst zu lernen.

2. Es gibt aber auch starke Unterschiede zwischen Gruppen. So gibt es Gruppen, die besonders

> durch die unbewusste Gruppeninteraktion defi-
> niert werden – und auf der anderen Seite solche,
> die vor allem durch soziale (!) Interaktion gebil-
> det werden.

Das zahlenmäßige Verhältnis dieser beiden Arten von Gruppen wird abhängig von der jeweiligen Kultur unterschiedlich sein. In einer individualistisch geprägten Wohlstandsgesellschaft kann man davon ausgehen, dass die Gruppen in der Überzahl sind, die auf unbewusstes Gruppenverhalten gründen. Und diese wiederum werden Autisten ausgrenzen statt integrieren.

„Dieses gemeinsame Repertoire besteht aus Ausdrucksweisen des Selbst, beispielsweise gruppentypische Arten zu laufen, zu sprechen, sich zu kleiden und zu verhalten. Um in einer bestimmten sozialen Gruppierung als ‚ komplett maskulin' angesehen zu werden, muss man also gewissen Charakteristika und Verhaltensweisen zeigen; andernfalls ist man nicht vollständig akzeptierter Teil der Gruppe.
Somit geht es nicht nur darum, die Mitgliedschaft in einer bestimmten maskulinen oder femininen Gemeinschaft zu beanspruchen; man muss von den bestehenden Mitgliedern als legitimer Teilnehmer akzeptiert werden. Identität kann daher als abhängig von einer souveränen und überzeugenden Ausübung einer bestimmten Rolle

angesehen werden. Sie ist nicht nur intern, durch das Individuum definiert, sondern extern, durch die inklusive oder exklusive Haltung der Gruppe bezüglich des Individuums." [Paechter (2007)]

„*Die Aufrechterhaltung solcher Grenzen kann durch scheinbar eher beiläufige Verhaltensaspekte reguliert werden, insbesondere physische Selbstdarstellung. Jugendliche zum Beispiel können ihre eigene Gruppenzugehörigkeit und die anderer dadurch zum Ausdruck bringen, welche Kleidung sie tragen und sogar, wo diese erworben wurde (Hey 1997).*
Sich von einem bestimmten Kleidungsstil und dessen Quellen zu distanzieren, distanziert einen auch von anderen lokalen Gepflogenheiten von Maskulinität oder Feminität; Manche Individuen werden bestimmte Läden oder Kleidungsstile meiden, um zu verhindern, dass Andere unerwünschte Annahmen über sie treffen."
[Paechter (2007)]
Geschlechtsidentität und Geschlechterrolle wird also durch die Teilnahme an Gruppen vermittelt.
Um erfolgreich an diesen teilnehmen zu können und als Mitglied akzeptiert zu werden, muss man sich gruppenkonform verhalten, u.a. durch gruppenspezifische Kleidung, Sprache … wozu Autisten in aller Regel nicht neigen – ganz im Gegenteil.

2.3 Übergänge und Hürden

Die Übergänge zwischen verschiedenen Gruppenkonstellationen stellen zugleich auch Hürden für die Entwicklung dar, vor allem wenn man nicht mit der Gruppe aufgrund unbewusster Gruppeninteraktion mitschwimmt. Hierbei unterscheidet Paechter mehrere Schritte bei der Ausprägung von Geschlechterrolle und Geschlechtsidentität. Eine frühe Stufe umfasst das Alter zwischen 3 – 6 Jahren.

„Bei Kindern zwischen 3-6 Jahren (...) werden die Grenzen zwischen Maskulinität und Feminität deshalb so strikt gezogen, weil die Konstanz des sozialen Geschlechts noch nicht gefestigt ist.
Die Kinder sind sich nicht sicher ob, wenn sie sich wie ein Angehöriger des anderen biologischen Geschlechts verhalten, wenn sie als Mitglied der ‚falschen‘ Wissensgemeinschaft erscheinen, sie dann tatsächlich zu dieser gehören.
Wenn sie älter werden und verstehen, dass sich ihr biologisches Geschlecht nicht durch ihr Verhalten ändert, entspannen solche scharfen Abgrenzungen. Zu diesem Zeitpunkt kommen allerdings auch andere, schulspezifischere Faktoren ins Spiel." [Paechter (2007)]

69

Ein wichtiger Schritt in diesem Zeitraum ist der Eintritt
in den Kindergarten oder die Schule.

*„Der Übergang vom Kindergarten zur Schule ist sehr
bedeutend für junge Kinder. Für die meisten ist es das
erste Mal, dass sie sich als Mitglieder einer Wissensgemeinschaft erweisen müssen, ohne dass Eltern oder
andere wichtige Erwachsene ihnen vermittelnd und
bestärkend zur Seite stehen.*

*Dies ist ein komplexer Prozess, der beinhaltet, sich ande-
ren gegenüber darzustellen, und wahrgenommen zu werden, ein Recht auf Mitgliedschaft zu haben, als gruppen-
zugehörig anerkannt zu werden.*

*Folglich müssen Kinder, die in einer Grundschulklasse
ankommen, sehr viel mehr auf die Gruppenregeln achten,
als es davor notwendig war. (Jackson and Warin 2000);
die beschützende Anleitung der vertrauten Voll-Mitglie-
der entfällt, und die Kinder müssen selbst herausfinden,
was erlaubt ist und was nicht.*

*Gleichzeitig sind sie mit neuen Abläufen konfrontiert,
die mehr oder weniger mit denen zuhause übereinstim-
men (Connolly 2004), und neuen Arten, über sich selbst
nachzudenken, von denen einige explizit von Eltern und
anderen Personen durch Aussagen wie ‚Du bist jetzt ein
großes Schulmädchen‘ betont werden. Dies alles findet
zwischen den Jahren 3 bis 7 statt, eine Periode, in der*

die Kinder eine gefestigte Wahrnehmung ihres sozialen Geschlechts entwickeln. (Jackson and Warin 2000)" [Paechter (2007)]

Ein weiterer wichtiger Schritt im Aufbau von Geschlechtsidentität und Geschlechterrolle ist der Übergang vom Kind zum Jugendlichen.

"...während der Jugend findet ein Konstruktionsprozess des möglichen erwachsenen männlichen oder weiblichen Selbst statt. Einerseits ist in diesem Stadium das Spektrum möglicher Verhaltensweisen viel breiter, andererseits bleibt es beschränkt durch die Grenzen dessen, was als akzeptabel innerhalb der (oft stark differenzierten und eingeschränkten) jugendlichen maskulinen oder femininen Wissensgemeinschaften, zu der die jungen Menschen gehören, angesehen wird.
Weiter können die Kinder ihre Ausübung von Maskulinität oder Feminität und deren Auswirkungen auf ihre Identität reflektieren." [Paechter (2007)]

Durch die Teilnahme an Gruppen werden also sowohl verschiedene akzeptierte Verhaltensweisen als Verhaltensrepertoire vermittelt, als auch Grenzen möglichen Verhaltens aufgezeigt. So darf es nicht wundern, wenn Menschen, denen die Teilnahme an Gruppen verwehrt

wurde, weder entsprechende Verhaltensrepertoires aufbauen noch die sozial akzeptierten Grenzen des Verhaltens lernen konnten.

2.4 Jungen, Mädchen und Diagnosen

Verfolgt man wie bisher einen biologistisch/statischen
Ansatz, ist die unterschiedliche Zahl an Autismus-Diagnosen bei Jungen und Mädchen nur schwer zu erklären.
Unter der neuen, sozialpsychologisch/entwicklungsdyna-
mischen Perspektive werden die Ursachen der verschiedenen Diagnosezahlen jedoch offensichtlich. Kinder
agieren in einem sozio-kulturellen Umfeld, welches verschiedene Vorstellungen bezüglich der Geschlechterrollen
für Jungen und Mädchen entwickelt hat.
Und diese unterschiedlichen Geschlechterrollen innerhalb
einer Gesellschaft spiegeln sich in den Erwartungen und
Verhaltensweisen ihrer Mitglieder gegenüber Jungen und
Mädchen wider.

2.4.a Erwartungen der Eltern

Untersuchungen zeigen, dass z.B. Eltern sehr unterschiedliche Erwartungen an Jungen und Mädchen haben.

„Eine Vielzahl von Quellen belegt, dass Eltern unterschiedliche Erwartungen an ihre männlichen oder weiblichen Babies haben. Karraker et al. (1995) fanden heraus, dass Eltern ihre neugeborenen Mädchen als feingliedriger, schwächer und zarter als Jungen bewerteten, und dass die stereotypen Wahrnehmungen auch während der ersten Wochen zuhause fortbestanden. Diese verschiedenen Erwartungen an Jungen und Mädchen traten in einem Alter auf, in denen es objektiv keinen Unterschied zwischen Jungen und Mädchen gibt."
[Paechter (2007)]

Durch diese Erwartungen werden den Kindern, abhängig, ob sie Jungen oder Mädchen sind, unterschiedliche, teils sich selbst bestätigende, (physische) Erfahrungsmöglichkeiten geboten.

„Wenn Eltern von Mädchen erwarten, dass sie bei körperlichen Herausforderungen sowohl ängstlicher als auch weniger erfolgreich seien, ist es wahrscheinlicher, dass sie diese versuchen zu meiden und somit verhindern, dass die Mädchen Erfahrungen sammeln, die zu späterem Mut und Erfolg führen könnten.
Anscheinend kommunizieren Eltern auf unterschiedliche Weise mit Jungen und Mädchen. Stern und Karraker (1989) berichten, dass Jungen in den ersten drei Lebens-

73

monaten häufiger berührt und gröber behandelt werden als Mädchen, während diese ab dem sechsten Lebensmonat häufiger berührt werden als Jungen.
Willee (1995) stellt fest, dass Väter ihre Söhne häufiger im Arm halten als ihre Töchter. Jungen toben öfter mit ihren Eltern (Gelman et al. 2004) und erhalten mehr ganzkörperliche Stimulation durch Erwachsene (Ruble and Martin 1998)." [Paechter (2007)]

Darüber hinaus unterscheidet sich die Kommunikation zwischen Eltern und ihren männlichen bzw. weiblichen Kindern bezüglich emotionaler Inhalte sehr stark.

„Eltern sprechen mit ihren Söhnen und Töchtern auch unterschiedlich über Gefühle. Sowohl Mütter als auch Väter benutzen mehr und vielfältigere emotionale Worte im Gespräch mit Mädchen, und beziehen sich eher auf Traurigkeit und Abneigung von Ereignissen bei Töchtern als bei Söhnen. Wahrscheinlich ist dies der Grund dafür, dass Mädchen im 70. Lebensmonat deutlich zahlreichere Gefühlsworte verwenden als Jungen; anscheinend wurde ihre emotionale Sozialisierung dergestalt gründlicher entwickelt." [Paechter (2007)]

Auch hier zeigt sich wieder die kulturelle Bedingtheit von Gefühlen, ihrem Erleben und Zeigen.

Sucht man also die Ursachen für die unterschiedlichen Diagnosezahlen bei Jungen und Mädchen allein in biologischen/neurologischen Differenzen, so darf es nicht wundern, dass man zu so merkwürdigen Ansätzen wie der „Extreme male brain"-„Theorie" von Baron-Cohen kommt.

Und das, was bereits im Elternhaus beginnt, setzt sich natürlich in der Gesellschaft fort.

„Mein Vater pflegte zu sagen: >Ein Mädchen braucht nur zu lächeln, und es kann alles haben, was es will.< Also bin ich lächelnd durchs Leben gegangen, während mir im Inneren das Herz brach." [Lowen (1992)]

Auch die Gesellschaft begegnet Jungen und Mädchen, Frauen und Männern mit unterschiedlichen Erwartungen und Verhaltensweisen.

Ein relativ leicht durchzuführende Studie zu unterschiedlichen Reaktionen wäre zum Beispiel, sowohl Frauen als auch Männer zwecks Reifenwechsel, und das kurz vor Feierabend, in eine Autowerkstatt zu schicken.

Unsere Hypothese lautet, dass im Unterschied zu den Männern einem Großteil der Frauen die Reifen noch gewechselt würden, teilweise sogar ohne Berechnung.

Aber auch die Rollenverteilung bezüglich Partnerschaft ist, wie wir noch zeigen werden, sehr unterschiedlich.

Die berechtigten Forderungen nach Gleichberechtigung von Mann und Frau sollten nicht dazu führen, das Verhalten von und die Erwartungen an Männer und Frauen als gleich zu betrachten.

So lautet unsere Theorie, dass sich die unterschiedlichen Diagnosezahlen bei Jungen und Mädchen auch durch die Unterschiede bezüglich der Erwartungen und des Verhaltens gegenüber Mädchen und Jungen erklären lassen.

2.4.b   „Masculinities" und „Othering"

Gruppen definieren sich durch Grenzen, die vor allem auch durch die Ausgrenzung von Nichtmitgliedern definiert werden. Diese Ausgrenzung, wie bereits in Schmidt (2016) dargestellt, erfahren Autisten besonders häufig. Diese Ausgrenzung, in Form von Mobbing, ist in Zweierlei Hinsicht dramatisch:

- Zum einen die traumatisierende Erfahrung durch die, teilweise auch gewalttätige, Ausgrenzung.

- Zum anderen der Ausschluss von Erfahrungsmöglichkeiten innerhalb einer Gruppe. Da es auch hier deutliche Unterschiede zwischen männlichen und weiblichen Gruppenstrukturen gibt, kann auch hier eine Ursache für eine mögliche unterschiedliche Entwicklung von autistischen Jungen und Mädchen und dadurch verschiedene Diagnosezahlen liegen.

„Die Abgrenzung einer Wissensgemeinschaft kann dazu führen, dass andere Personen ausgeschlossen werden, während Mitglieder als überlegen angesehen werden. Dies ist besonders bedeutsam für maskuline Wissensgemeinschaften, die sich teilweise durch ‚Othering‘ von Außenstehenden definieren (Paechter 1998). Solches ‚Othering‘ ist besonders signifikant unter denen, deren Teilhabe an dominanteren Gemeinschaften fraglich oder peripher ist, so wie bei Kindern und Jugendlichen.“ [Paechter (2007)]

Das Verhalten innerhalb dominant männlicher Gruppen unterscheidet sich also deutlich von weiblichen Gruppen. Weiterhin werden die Grenzen der dominant männlichen Gruppe durch Abwertung als „Mädchen" derer, die nicht in ausreichendem Maße an den männlichen Ritualen teilnehmen und deshalb nicht als berechtigte Mitglieder der Gruppe erscheinen.

„Die Grenzen dominanter maskuliner Gruppen werden anhand der abwertenden Verweiblichung Unterlegener gezogen, welche als sogar als außerhalb der maskulinen

Wissensgemeinschaft stehend deklariert werden. Folglich stigmatisieren Jungen ihre feminineren Altersgenossen als ,Mädchen' oder ,Pussies' (Thome 1993). Dies ist sehr problematisch für deren Anspruch auf angemessene Teilhabe an lokalen maskulinen Gepflogenheiten." [Paechter (2007)]

2.4.c   „Masculinities" und Mädchen

Wie groß der Unterschied der Geschlechterrolle ist, zeigt sich auch bei dem Verhältnis von Jungen zu Mädchen. Dabei „dienen" Mädchen nicht als gleichrangige Interaktionspartner, sondern als „Beute", die man besitzen kann. Und durch diesen „Besitz" wird der Status innerhalb der männlichen Gruppe definiert.

„Freundinnen scheinen eine wichtige Rolle für viele Jungen zu spielen, wenn es darum geht, ihrer Maskulinität innerhalb der maskulinen Bezugsgruppe zu entwickeln und aufrecht zu erhalten. Insofern Mädchen in diesem Sinne als zentrale Markierungen des Territoriums herhalten müssen, wenn es um Konflikte bezüglich Freundinnen geht, ist es unvermeidlich, dass sie von Jungen sowohl verdinglicht als auch sexualisiert werden. (Connolly 1998: 106) Diese Verdinglichung von Mädchen bedeutet, dass es für die Jungen (wenngleich nicht für alle

in ihrer Klasse) eine klare Unterscheidung dazwischen gibt, eine Freundin zu haben - was ein klares Anzeichen für Männlichkeit ist - und weibliche Freunde zu haben, die ebendies unterminiert, und daher vermieden wird. Während hellhäutige Mädchen als besitzbare Sexobjekte angesehen werden, sind die südasiatischen Mädchen derselben Schule als sexuell andersartig klassifiziert, und zwar sowohl von Jungen und Mädchen anderer ethnischer Gruppen:
Sie gelten, sogar mit fünf Jahren, als sinnlich, erotisch, geheimnisvoll und launisch." [Paechter (2007)]

„*Für die Jungen ist die Ausübung hypersexualisierter Maskulinität (Archer und Yamashita 2003) und lüsterner Sexualität (Kehily 2002; Tolman et al. 2004) essenziell, um ihren männlichen Altersgenossen ihre Männlichkeit zu beweisen. Dies ist eng mit der physische Kraft des männlichen Körpers verbunden. Junge Männer – und junge Frauen (Aapola, Gonick und Harris 2005) – mit Behinderungen werden als asexuell betrachtet, sofern sie keine klaren anderweitigen Anzeichen zeigen (Martino und Pallotta-Chiarolli 2003). Kehily (2002) zeigt, dass das zentrale Themen in Diskursen über sexuelle Aktivitäten unter Jungen ist, dass sie ,es schon kennen', und dass sie dieses Wissen durch eigene Initiative erworben haben, was sexuelle Entdeckungen mit Freundinnen einschließt. Dergestalt proklamieren junge Männer ihre Kontrolle über jeden Aspekt ihrer Sexualität und ihres sexuellen Verhaltens.*

Diese Kontrolle betrifft nicht nur ihren eigenen, sondern auch andere Körper, speziell die junger Frauen: Youdell (2005) fand heraus, dass die jugendliche Jungen in ihrer Studie davon ausgehen, dass sie das Recht auf den Zugriff auf Mädchenkörper haben, sie zu berühren und sogar nach Belieben im Raum zu bewegen, manchmal mit dem augenscheinlichen Einverständnis des Mädchens, manchmal ohne."

Das gleiche Verhalten, das bei Menschen außerhalb von Gruppen (z.B. Autisten) als abweichend oder problematisch wahrgenommen wird, kann innerhalb einer Gruppe als „normal" betrachtet werden. So wie in dem Zitat der Zugriff auf den Körper eines Mädchens – auch gegen ihren Willen.

Das Verhalten eines Menschen wird also abhängig davon, ob dieses Verhalten innerhalb einer Gruppe geschieht oder von dieser abgegrenzt, anders interpretiert werden.

2.5   Geschlechterrollen und -stereotypen lernen

Dass die Vermittlung von Geschlechterrollen etc. innerhalb von Gruppen geschieht, haben wir dargestellt.
So bleibt die Frage, wie diese Vermittlung geschieht?

Und warum haben Autisten hier besondere Schwierigkeiten?

„Sich typisch entwickelnde Kinder lernen meist, anhand subtiler Hinweise das soziale Geschlecht zu bestimmen, beispielsweise Stimmlage, generelles Erscheinungsbild, Körpersprache und Kontext. Dies wird derart unbewusst und automatisch erlernt, dass es für Erwachsene schwer vorstellbar ist, dazu nicht fähig zu sein. Kinder mit ASD allerdings können große Schwierigkeiten beim Erlernen von Gender-Konzepten haben und brauchen oft zusätzliche Hilfe auf diesem Gebiet." [Hartmann, Davida (2014)]

Durch das Fehlen des unbewussten Gruppenverhaltens und der Imitation fällt Autisten nicht nur das unbewusste Lernen durch *„subtile Hinweise"* innerhalb einer Gruppe schwer, sondern sie werden häufig von der Gruppe ausgeschlossen. Typische Erkennungsmerkmale von Autisten sind ja gerade z.B. eher funktionale als modische Kleidung, das Fehlen der Sprachmodulation, unbeholfene Bewegungsmuster …
Um diese Wechselwirkungen zwischen Autisten und sozialem Umfeld in Form von Gruppen zu verstehen, das wird nun deutlich, bedarf es des ökosystemischen Ansatzes Bronfenbrenners.

Ohne die Imitation der Gruppennormen und zudem deshalb von Gruppen ausgegrenzt, erhalten Informationen aus anderen Quellen, z.B. Internet, Zeitschriften, Fernsehen, einen anderen Stellenwert.

Sie können nicht mit geltenden Gruppennormen abgeglichen werden.

Wilding beschreibt zwar richtig die Probleme, es fehlt jedoch das Wissen um die Ursachen.

„Weiterhin können Personen mit ASD besonders anfällig für bestimmte Informationsquellen sein, weil sie Schwierigkeiten haben, mediale Darstellungen von Beziehungen zu interpretieren und Fakten von Fiktion zu unterscheiden (Hartman, 2014). Zum Beispiel ist für Individuen mit ASD das Anschauen von Pornographie und Seifenopern verbunden mit unangebrachtem Beziehungsverhalten, etwa Aggressivität und sexueller Freizügigkeit (Attwood, 1998; Hénault, 2005). Der Bezug von Informationen aus ungeeigneten Quellen kann daher zu Beziehungen zwischen ASD-Merkmalträgern und Gewalt in der Beziehung beitragen. Entsprechend besorgniserregend wäre es, wenn der Lernprozess von jungen Menschen mit ASD auf zweideutige und potenziell fehlleitende Informationen beschränkt wäre.“ [Wilding (2016)]

Verhaltensrepertoires und Problemlösungsstrategien konnten nicht durch Gruppenteilnahme aufgebaut bzw. gelernt werden. Von daher darf es nicht wundern, wenn Autisten Verhaltensweisen zeigen, die z.B. im Fernsehen oder durch Pornos als normal dargestellt werden.

2.6   Sexualverhalten

Der Ungeist des Behaviorismus hat leider nicht nur im Bereich der Autismus-Forschung und Pädagogik immer noch einen viel zu hohen Stellenwert.
Dabei wird Sexualverhalten in seiner Bedeutung und Entwicklung verkürzt verstanden.

„Was ist Verhalten? Verhalten ist alles, was eine Person tut, das gesehen, gezählt oder beschrieben werden kann. Es ist alles, was wir tun, und kann positiv, negativ oder neutral sein.
Internalisiertes Verhalten ist Verhalten, dass problematisches Verhalten auf das Selbst richtet. Externalisiertes Verhalten betrifft direkt andere Menschen.
Verhalten hat Funktionen. Es ist die Art des Kindes, uns etwas mitzuteilen, weil es in der Vergangenheit für das Kind funktioniert hat.
Dies impliziert natürlich, dass die Bezugspersonen des Kindes einen großen Teil dazu beitragen, das Verhalten

83

zu formen und zu entwickeln.
Verhalten ist erlernt, es kann also auch verlernt werden,
und neues Verhalten kann jederzeit gelehrt werden."
[Hartmann, Davida (2014)]

Es sollte jedoch mittlerweile einsichtig sein, dass Sexualverhalten nicht einfach „gelernt" wird, und somit auch
nicht einfach wieder „verlernt" werden kann.
Es sollte auch klar sein, dass das beobachtbare Verhalten
nur die Spitze eines Eisbergs ist, der sich über Jahrzehnte
im Rahmen der sozio-emotionalen Entwicklung gebildet
hat. Und das diese Entwicklung abhängig ist vom Erfolg
oder Misserfolg der Teilnahme an Gruppeninteraktionen.

3   Zusammenfassung

Die Entwicklung von Sexualität, Geschlechtsidentität und
Geschlechterrolle beginnt also nicht erst, wie häufig
falsch angenommen, mit der Pubertät. Und sie ist auch
nicht auf das Individuum begrenzt, lässt sich also nicht in
diesem allein sinnvoll beschreiben.
Die Entwicklung von Sexualität, Geschlechtsidentität und
Geschlechterrolle
    1.) beginnt spätestens mit der Geburt
    2.) findet in einem sozio-kulturellen (ökosystemi-
        schen – Bronfenbrenner) Umfeld statt

3.) hat drei Komponenten innerhalb des Umfelds
   1. Prägung
   2. Nachahmung
   3. Wissen

Die Entwicklung von Sexualität, Geschlechtsidentität und Geschlechterrolle ... ist dabei sehr stark kulturell determiniert.

Und diese Entwicklung geht weit über „erlerntes Verhalten" hinaus, dass, wenn es als „unpassend" oder „herausfordernd" erscheint, einfach „umgelernt" werden kann.

V. AUTISMUS

Vor dem Hintergrund der bisherigen allgemeinen Überlegungen wollen wir uns mittels der sozialpsychologischen/ entwicklungsdynamischen Theorie nun intensiver mit der Frage beschäftigen, was Autismus eigentlich ist.

1   Keine Krankheit oder Störung

Versteht man Autismus mittels biologistischer Perspektive fälschlicher Weise als Störung, dann übersieht man nicht nur die psychodynamische Entwicklung, sondern auch die Möglichkeit der Förderung von Autisten. Autismus ist aber keine Krankheit, keine Störung, sondern eine Vulnerabilität aufgrund des Fehlens des unbewussten Gruppenverhaltens von Autisten.
Der „Defekt" im Sinne Vygotskys steckt also nicht im Autisten, sondern in der Interaktion zwischen soziokulturellem Umfeld und Autist. Und das besonders durch unbewusste Gruppenprozesse.

2   Sozialpsychologisch

Die Sozialpsychologie zeigt, wie in Schmidt (2015/1) ausführlich dargestellt, sehr deutlich, dass das Verhalten

neurotypischer Menschen (NT-Menschen, d.h. keine Autisten) zu einem großen Teil unbewusst ist.
NT-Menschen orientieren sich also unbewusst an der jeweiligen Gruppe, deren Mitglied sie sind, über

1. Mimik
2. Gestik
3. Modulation der Stimme
4. Imitation
5. Synchronisation
6. ...

Dabei dient der „small talk" noch zusätzlich als soziale „Fellpflege" (grooming).
Zugleich wird die Gruppenzugehörigkeit durch die unbewusste Imitation des Gruppenverhaltens definiert.
Und es erfolgt automatisch, schon aufgrund minimaler Hinweise, eine in-group/out-group Unterscheidung (siehe z.B. Tajfels „minimal group paradigm").
Durch die Teilnahme an Gruppen wird nicht nur, wie bereits dargestellt, Geschlechterrolle, Geschlechtsidentität und Sexualverhalten vermittelt, sondern auch z.B. der sprachliche „common ground".

„Die Tendenz, Sprache wörtlich zu nehmen.
Forschungen haben immer wieder gezeigt, dass Menschen mit ASD weniger dazu neigen, nicht-wörtliche Schlussfolgerungen aus Sprache zu ziehen oder die

Sprechabsichten über mehrere Kontexte hinweg zu verstehen (z.B. Mitchell, Saltmarsh & Russell, 1997; Landa, 2000; Loukusa & Moilanen, 2009; Adams et al., 2012).Dies kann zu Missverständnissen von nicht-wörtlichen Äußerungen führen: Sarkasmus, Ironie, Humor, Verführung, indirekte Bitten oder Täuschung (z.B. Persicke, Tarbox, Ranick & St. Clair, 2012; Ranick, Persicke, Tarbox & Kornack, 2012; Hartman, 2014; Spotorno & Noveck, 2014). Folglich sind Personen mit ASD, obwohl sie die gesprochenen Worte verstehen, weniger in der Lage, Hinweise zu nutzen (z.B. kontextuelle Hinweise, Gesichtsausdrücke oder Betonung), um die beabsichtigte Kommunikationswirkung zu verstehen (Landa, 2000)."
[Wilding (2016)]

Die mangelnde Teilnahme an bzw. der Ausschluss von Gruppen führt also dazu, dass die Grundlagen der kulturellen Kommunikation von Autisten nicht gelernt werden können. Und genau dieses Fehlen der Regeln und des Verständnisses sozial definierter Kommunikation wiederum führt zu einem Ausschluss von Gruppen.
Hier zeigt sich deutlich, dass ein ökosystemischer Ansatz mit der Betrachtung der Wirkungen und Wechselwirkungen zwar notwendig ist, aber alleine nicht ausreicht.
Ohne die sozialpsychologisch/entwicklungsdynamische Theorie wird nicht verstanden, dass das Verständnis von

Sarkasmus, Ironie, Humor … durch soziale Interaktion als „common ground" gelernt wird. Wenn sich also Autisten mit dem Verständnis der Bedeutung „zwischen den Zeilen" schwer tun, dann ist dies ein deutlicher Hinweis auf fehlende soziale Interaktion!

„…drei Arten, auf die ein ökologischer Rahmen nützlich sein kann, um die Unterschiede zwischen normal entwickelten Jugendlichen und solchen mit ASD zu ergründen. 1. Die Wirkung von Referenzgruppen und der Prozess sozialen Lernens kann zwischen sich normal entwickelnden Jugendlichen und solchen mit ASD abweichen. 2. Erfahrungen und Möglichkeiten sozialen Lernens von Individuen mit ASD kann vom für sie verfügbaren Bildungsangebot abhängen (d.h. Inklusion oder Sonderpädagogik). 3. Gelegenheiten zur Sexualerziehung können für Schüler mit ASD eingeschränkt sein." [Wilding (2016)]

Autismus ist, zusammengefasst, das Fehlen der unbewussten Gruppeninteraktion mittels Mimik, Gestik, Imitation … und damit eine Vulnerabilität, die durch fehlende oder negative Gruppenprozesse zu Störungen vor allem der sozio-emotionalen Entwicklung führen kann.

3   Entwicklungsdynamisch

Menschliche Entwicklung, auch die von Autisten, braucht immer soziale Interaktion. Und diese Interaktion findet nicht ausschließlich dyadisch zwischen Individuen statt, sondern darüber hinaus innerhalb von Gruppen.
Gruppen dienen dabei mittels unbewusster Gruppeninteraktion als Orientierung, z.B. beim Überwinden von Entwicklungshürden wie dem Übergang vom Kind zum Jugendlichen inklusive Pubertät.

„Nach Hartmann (2014), gibt es allerdings Hinweise darauf, dass Menschen mit ASD nicht „erfolgreich die Veränderung von der Jugend zum Erwachsensein (zu) bewältigen" scheinen (S. 17).
Personen, die keine altersgerechten Anpassungen ihres Verhaltens machen können, könnten daher so wahrgenommen werden, dass sie unangebrachtes Sexual- oder Interaktionsverhalten aufweisen." [Wilding (2016)]

Wilding beschreibt zwar, sich auf Hartmann (2014) beziehend, die Schwierigkeiten von Autisten bei der Bewältigung der Übergänge, und auch die Probleme mit der Anpassung an Gruppenregeln.

Doch ohne sozialpsychologische/entwicklungsdynamische Perspektive werden die Ursachen nicht verstanden.

„Der mächtige Einfluss Gleichaltriger könnte allerdings bei Jugendlichen mit ASD nicht vorhanden sein. Entsprechend Hatton und Tector (2010), zum Beispiel, lernen Individuen vielleicht keine „komplexen sozialen Kompetenzen" von ihren Bezugspersonen, wie es normal entwickelnde Jugendliche tun (S. 73). Vielmehr argumentieren Hatton und Tector (2010), dass soziales Lernen von Gleichaltrigen für diese Menschen unzureichend oder sogar verwirrend sein kann." [Wilding (2016)]

Auf Autisten ohne unbewusstes Gruppenverhalten und ohne unbewusste Gruppeninteraktion mittels Mimik, Gestik, Imitation … haben Gruppen natürlich kaum Einfluss. Und aufgrund des häufig irrationalen Gruppenverhaltens ziehen sich Autisten von Gruppeninteraktionen zurück. Zugleich werden sie aber häufig auch ausgegrenzt, marginalisiert und Opfer von Mobbing [Schmidt (2016)].

4   Physische und Psychische Gesundheit

Sieht man Sexualität und Partnerschaft als Teil der Gesundheit eines Individuums allgemein, ist die Frage nach der Wechselwirkung zwischen Sexualität/Partnerschaft und physischer als auch psychischer Gesundheit notwendig. Allgemein bekannt ist, dass Autisten

- eine niedrige gesundheitsbezogene Lebensqualität haben

- ein stark erhöhtes Risiko eines frühzeitigen Todes

- ein hohes Risiko, einen Suizid zu begehen

- ein hohes Risiko für körperliche und psychische Erkrankungen

Vor diesem Hintergrund wird deutlich, dass eine „normale" Entwicklung von Sexualität und Partnerschaft in diesem Kontext eher schwierig ist.

„Asperger-Syndrom - Die meisten Befragten (auch die Volljährigen) lebten bei ihren Eltern. Die meisten hatten Schwierigkeiten, Gefühle anderer Menschen zu erkennen und auf diese zu reagieren, sowie mit unerwarteten Veränderungen umzugehen.
Es bestanden Schwierigkeiten mit Alltagsaufgaben wie Saubermachen, Waschen und Hygiene.
Die Mehrheit der Befragten waren sozial isoliert und

eine bedeutende Minderheit war sexuell oder finanziell ausgebeutet worden. Fast alle wurden gemobbt.
Psychische Probleme wie Angstzustände oder Depressionen waren weit verbreitet.
Dreißig Prozent der Befragten sagten, dass sie regelmäßig gewalttätig werden und andere Menschen schlagen, und 15% hatten versucht, sich umzubringen.
Positiv ist anzumerken, dass die Mehrheit der Befragten angab, dass sie bei entsprechenden Problemen Gesundheitsdienstleistungen in Anspruch nehmen können."
[Balfe and Tantam (2010)]

Die Grundlage für eine gesunde Entwicklung von Sexualität und Partnerschaft ist die Möglichkeit einer gesunden sozio-emotionalen Entwicklung.

Doch wie in Schmidt; Ganz (2016) ausführlich dargestellt, haben Autisten ein besonders hohes Risiko bezüglich:

1. Angststörungen
2. Depressionen
3. PTBS
4. Narzissmus
5. Borderline
6. Dissoziative Persönlichkeitsstruktur
7. …

Wurde bisher vor allem die kognitive Entwicklung betrachtet und gefördert, wäre die Beachtung und Förderung einer gesunden sozio-emotionale Entwicklung gerade im Hinblick auf Sexualität und Partnerschaft wichtiger.

VI. AUTISMUS UND SEXUALITÄT

Auf der Basis des Wissens um die sowohl häufig auftre-
tenden physischen wie psychischen Probleme bei Autisten, darf es nicht verwundern, dass auch die Entwicklung
von Sexualität und Partnerschaft häufig problematisch ist.

1   Bekannte „Probleme"

> *„Ich bin schwul - und das ist auch gut so!"*
> Klaus Wowereit

Nicht nur Emotionen, Sexualverhalten etc. sind kulturell
definiert, sondern auch die Wahrnehmung von „Problemen". So fällt sowohl die Wahrnehmung als auch Bewertung z.B. von Homosexualität abhängig von der jeweiligen Kultur sehr unterschiedlich aus.
Und wie bereits dargestellt, wirkt die kultur- und zeitbe-
dingte Wahrnehmung auch wieder auf das jeweilige Individuum und seine Entwicklung zurück.
Eine wichtige Frage ist deshalb, wie man „Probleme"
definiert.

95

1.1 Wie definiert man „Probleme"?

Im Wesentlichen kann man zwei Arten von „Problemen" unterscheiden:

1.) Das Individuum leidet direkt.
2.) Das Verhalten des Individuums steht den kulturell bedingten Erwartungen entgegen. Dadurch ändert sich das Verhältnis zwischen Individuum und Gesellschaft negativ.

Ein Beispiel für Punkt 1.) ist die Gender-Dysphorie. D.h., dass das biologische Geschlecht des Körpers nicht mit der Wahrnehmung des eigenen Geschlechts durch Betroffene übereinstimmt, und dieser Konflikt zwischen Körper und Psyche als leidvoll erfahren wird.
Der zweite Fall tritt im Unterschied zum vergleichsweise seltenen Auftreten von Punkt 1.) sehr häufig auf.
Das Abweichen von der „Norm" führt durch Interaktion mit der Gesellschaft entweder zum Leiden in der von der Norm abweichenden Person:
„Ein Kind mit einem Defekt ist nicht automatisch ein defektes Kind. Der Grad seiner Einschränkung oder Normalität hängt vom Resultat seiner sozialen Anpassung ab, d.h. von der endgültigen Gestaltung seiner Persönlichkeit als Ganzes." [Vygotsky (1929)]

„Wie also erlebt eine blinde Person ihre Blindheit? Auf verschiedene Arten, abhängig von den Bedingungen innerhalb derer der Defekt wahrgenommen wird.
In jedem Fall entspringen dieses schwere Herz, diese starke Trauer, dieses unaussprechliche Leid, das uns dazu bringt, einen blinden Menschen zu bemitleiden, den sekundären sozialen Faktoren, nicht den biologischen."
[Vygotsky (1929)]

„Individuen mit ASD mögen anfällig dafür sein, ungesunde Beziehungen aufgrund spezifischer individueller Differenzen, unterschiedlicher Möglichkeiten und Erfahrungen, oder, innerhalb einer ökologischen Sichtweise, einer Kombination davon, zu erfahren." [Wilding (2016)]

Oder aufgrund von Missverständnissen in der Kommunikation entstehen vorgefertigte Annahmen und entsprechend Vorurteile, die wiederum eine (negative) Rückwirkung auf einen unvoreingenommenen Umgang der beiden Gruppen miteinander hat.

1.2 Bei der Geschlechtsidentität

Wie häufig Probleme der Geschlechtsidentität bei Autisten auftreten, ist umstritten.

97

„Gender-Dysphorie, eine diagnostische Bezeichnung des DSM-5, definiert Individuen, die eine Inkongruenz zwischen dem zugewiesenen und dem erlebten Gender aufweisen. Die Diagnose ist durch eine starke und anhaltende cross-Gender Identifikation gekennzeichnet, of in Verbindung mit starker Verzweiflung über die eigenen biologischen sexuellen Merkmale und die zugewiesene Gender-Rolle." [Gilden et al. (2016)]

Auf der einen Seite stehen Studien, die durch Befragungen die Häufigkeit zu klären versuchen. Doch diese leiden prinzipiell darunter, dass vermutlich gerade die Personen nicht an solchen Befragungen teilnehmen, die Probleme z.B. im Bereich der Geschlechtsidentität haben. Die Stichproben sind also nicht repräsentativ.
Auf der anderen Seite stehen Untersuchungen, die die Anzahl von Autisten in Spezialkliniken für Menschen mit Gender Dysphorie untersuchen.

„Das Vorkommen von 7,8% ASD-Kindern und Jugendlichen in Befunden bezüglich Gender-Identität (GID) ist zehn Mal höher als der Anteil von 0,6%-1% ASD in der Gesamtbevölkerung (Baird et al. 2006; Fombonne 2005). Diese wichtige Erkenntnis bestätigt den medizinischen Eindruck, dass ASD öfter als es zufällig zu erwarten wäre bei gender-dysphorischen Personen auftritt.

Äußerst bemerkenswert bei der klinischen Erhebung von Individuen mit gleichzeitig auftretender GID und ASD war die beträchtliche Vielfalt hinsichtlich Geschlecht (männlich und weiblich), GID-Klassifizierung (GID, GID-NOS, transvestitischer Fetischismus), ASD-Klassifizierung (Autismus, Asperger), Alter beim Auftreten der GID (vor und nach der Pubertät) und das Anhalten des transsexuellen Verhaltens (nachlassend oder andauernd)." [de Vries et al. (2010)]

Aber wenn mehr Autisten in die Spezial-Kliniken kommen bedeutet das nicht, dass auch verhältnismäßig mehr Autisten eine Gender Dysphorie haben. Andere Erklärungen, z.B. dass Autisten aufgrund fehlenden Gruppenverhaltens leichter zu ihrer Dysphorie stehen können, müssen berücksichtigt werden.

„Schlussfolgerung: Obwohl die Forschung begrenzt ist, besonders für Erwachsene, gibt es eine wachsende Zahl von Hinweisen auf ein gemeinsames Vorkommen von Gender-Dysphorie und ASD. Weitere Forschungen sind unverzichtbar für Bildung und Gesundheitswesen." [Gilden et al. (2016)]

Prinzipiell sollte man aber, auch wenn ein zweifelsfreier wissenschaftlicher Nachweis bisher fehlt, nach den bis-

herigen Ausführungen zur Entwicklung von Geschlechtsidentität durch Gruppenteilnahme davon ausgehen, dass
es bei Autisten mehr Menschen mit Gender Dysphorie
gibt. Da auch die Geschlechtsidentität innerhalb von
Gruppen vermittelt wird, von denen Autisten häufig ausgeschlossen werden oder sich von diesen zurück ziehen,
werden zugleich mögliche Ursachen für das Auftreten
von Gender Dysphorie deutlich.

1.3   Bei der sexuellen Orientierung

Auch die sexuelle Orientierung wird durch die Teilnahme
an entsprechenden Gruppen, wie dargestellt, vermittelt.
So wundert es nicht, dass sich bei Autisten auch häufiger
homosexuelle oder bisexuelle Orientierungen finden.

*„Sexuelle Orientierung – In verschiedenen Studien wurde
ein überproportional hoher Anteil homo- und bisexueller
Interessen nachgewiesen (Byers et al., 2012; Haracopos
& Pedersen, n.d.; Hellemans et al., 2007), 12% - 35%
verglichen mit 3,1% bei Jungen und 2,4% bei Mädchen
zwischen 12 und 25 Jahren, die in einer niederländischen
Studie angaben, sich zu gleichgeschlechtlichen Partnern
hingezogen zu fühlen (de Graaf et al., 2012). Gilmour et
al. (2012) wiesen höhere Werte bei einer Dimensionsmes-
sung der Homosexualität von ASD-betroffenen Frauen*

verglichen mit der Vergleichsgruppe nach. Viele Teilneh-mer der Studie von Henault und Attwood (2006) berich-teten von homosexuellen Phantasien." [Dewinter (2016)]

Wichtig im Zusammenhang mit Homosexualität ist, dass diese während einer sensiblen Phase vermittelt bzw. geprägt und nicht im üblichen Sinne gelernt wird.
Die Idee, man könne Homosexualität irgendwie „umler-nen" oder „heilen" ist also falsch und führte bisher zu vielen unnötigen Problemen und überflüssigem Leiden.

1.4   Bei den Geschlechterrollen

Schwierigkeiten beim Erlernen von Geschlechterrollen wirken nicht direkt als Problem, sondern indirekt bei der Auswahl von Sexual- oder Beziehungspartner.
Das Gegenüber erwartet ein entsprechendes Geschlech-terrollen konformes Verhalten, welches Autisten häufig nicht zeigen. Dadurch werden sie nicht als Sexual- oder Beziehungspartner wahrgenommen.

„Zum Beispiel beschreibt Paechter (2007), dass Kinder in der frühen Bildungsphase ein festes Gender-Verständ-nis entwickeln und anstreben, sich als Mädchen oder Jungen zu erweisen (...). Schulische Strukturen können daher als „Ort der Normalisierung" wirken, innerhalb

101

derer die SchülerInnen Überzeugungen hinsichtlich als akzeptabel erachteten Verhaltens der unterschiedlichen sozialen Geschlechter entwickeln (Paechter, 2007, p. 61)." [Wilding (2016)]

1.5   Beim Sexualverhalten

Untersuchungen zeigen, dass Autisten häufiger zu BDSM, Fetischismus und sonstigen „abnormalen" Sexualpraktiken neigen.

Aber auch „normales" Sexualverhalten wird in Gruppen von Kindesbeinen an gelernt. Und das innerhalb eines sozio-kulturellen Umfelds.

„Achtung vor der Autorität war die etablierte Ordnung. Die Folge war, daß in vielen Menschen ein strenges und hartes Über-Ich entstand, das den sexuellen Ausdruck einschränkte und in bezug auf sexuelle Gefühle starke Schuldgefühle und Angst erzeugte.

Heute, etwa ein Jahrhundert später, hat sich das kulturelle Bild um fast 180 Grad gedreht. Unsere Kultur ist von einem Zusammenbruch der Autorität zu Hause und in der Öffentlichkeit gekennzeichnet. Die sexuellen Sitten erscheinen weit lockerer. Die Fähigkeit der Menschen, von einem Sexualpartner zum anderen überzuwechseln, kommt fast ihrer physischen Fähigkeit gleich, sich von einem Ort zum anderen zu begeben. Sexuelle Prüderie ist durch Exhibitionismus und Pornographie ersetzt worden." [Lowen (1992)]

Die Wahrnehmung von abweichendem (Sexual-) Verhalten ist, wie bereits beschrieben, stark von der Gruppenzugehörigkeit abhängig. Das gleiche Verhalten kann in einer Gruppe als normal, in einer anderen als abweichend wahrgenommen werden.

1.6 Opfer von Ausbeutung und Gewalt

Wir hatten bereits das hohe Risiko für physische und psychische Störungen sowie ein erhöhtes Suizid-Risiko bei Autisten erwähnt. Ein Grund hierfür kann, neben dem Risiko Mobbing-Opfer zu werden [Schmidt (2016)], das hohe Risiko des Erlebens von Ausbeutung und physischer wie auch sexueller Gewalt sein.

„Ergebnisse: Pflegekräfte gaben an, dass 18,5% der Kinder mit Autismus körperlich missbraucht worden waren, und 16,6% sexuell. Körperlich missbrauchte Kinder hatten ein erhöhtes Risiko, sexuelle Freizügigkeit oder missbräuchliches Verhalten aufzuweisen, Selbstmord zu versuchen, oder hatten Steuerungs- oder akademische Probleme. Sexuell missbrauchte Kinder hatten ein erhöhtes

Risiko für sexuelle Freizügigkeit oder missbräuchliches Verhalten, suizidales oder selbstverletzendes Verhalten, waren von zuhause weggelaufen, oder waren in stationärer psychiatrischer Behandlung. In angepassten Multivarianten Modellen blieb das Verhältnis zwischen sexuellem Missbrauch und sexuellen Handlungen, Weglaufen sowie Selbstmordversuchen erhalten. Schlussfolgerung: Ausgehend von der Auffälligkeit des Missbrauchs und seiner Verbindung mit den verschiedenen Verhaltensweisen, sollten Mediziner genau so auf die psychosozialen Vorgeschichten von Kinder mit Autismus achten, wie sie es bei anderen Kindern tun, und den möglichen Missbrauch in Betracht ziehen, wenn solches Verhalten beobachtet wird." [Mandell et al. (2005)]

„Das Erfahren von Gewalt durch den Partner wird mit einigen ungünstigen sozialen, emotionalen, gesundheitlichen und bildungsbezogenen Auswirkungen in Verbindung gebracht: Substanzmissbrauch, schlechte mentale Gesundheit, verminderte akademische Leistungen, erhöhte Wahrscheinlichkeit von Schulwechseln, verstärkte Gefühle von Hoffnungslosigkeit (Banyard & Cross, 2008; Chronister, Marsiglio, Linville & Lantrip, 2014)."
[Wilding (2016)]

104

1.6.a   Physischer Missbrauch

„Körperlicher Missbrauch – es gibt eine Vielzahl von Interpretationen der Befunde zu körperlichem Missbrauch. Es ist möglich, dass die Eltern von Kindern mit ASD versucht haben könnten, dessen Verhalten durch körperlich missbräuchliche Mittel zu kontrollieren. Ammerman et al. (1994) haben Beweise für diese These in ihrer Studie zu psychiatrisch hospitalisierten Kindern mit Entwicklungsstörungen gefunden, wobei Verhaltensweisen, die von den Eltern als Ausagieren oder rebellisch wahrgenommen wurden, in hohem Maße mit dem Missbrauch korrelierten. Es ist auch möglich, dass die beobachteten aktuellen Probleme Manifestationen des körperlichen Missbrauchs waren. Man könnte sich auch ein transaktionelles Modell von Verhalten und Missbrauch vorstellen, in welchem Eltern auf das problematische Verhalten des Kindes so reagieren, dass es nicht zum erwünschten Resultat führt. Patterson und Garwick (1994) und andere haben dieses Modell dergestalt postuliert, dass die Gesundheit des Kindes, die Funktionalität der Familie und die Anpassung sich ständig gegenseitig beeinflussen. Eine wichtige Implikation dieser Hypothese ist, dass die frühzeitige Diagnose des Kindes mit ASD und entsprechendes Elterntraining das Missbrauchsrisiko reduziert. In ihrer

*Bestandsaufnahme der diesbezüglichen Literatur erwäh-
nen Campbell und Patterson (1995) die Effektivität fami-
liärer Interventionen für die Funktionalität der Familie
und folglich für die Gesundheit der Kinder mit chroni-
schen Leiden wie Autismus. Westcott und Cross (1996)
betonen aber die Grenzen und Gefahren davon, sich ausschließlich auf elterliches und kindliches Verhalten zu
konzentrieren, und schlagen die Berücksichtigung des
sozialen Kontexts, in dem der Missbrauch stattfindet, vor.
Künftige Forschungen sollten aussagekräftige Daten zu
diesen anderen kontextuellen Faktoren einschließen,
wenn Ursachen und Wirkungen von Missbrauch bei
Kindern mit Einschränkungen untersucht werden."*
[Mandell et al. (2005)]

1.6.b   Sexueller Missbrauch

*„Sexueller Missbrauch – Die Ergebnisse der Studie füh-
ren zu der wichtigen Indikation, dass sexuelle Freizügigkeit und aggressives Verhalten, von zuhause Weglaufen
und Suizidalität bei Kindern mit Autismus klare Warnsi-
gnale dafür sind, dass die Kinder sexuell missbraucht
worden sein könnten. Die Verknüpfung zwischen diesen
Verhaltensweisen und dem sexuellen Missbrauch blieb
sogar nach dem Abgleich mit demographischen Faktoren
und allen anderen bestehenden Problemen signifikant.*

Beim Auftreten dieser Verhaltensweisen sollte das medizinische Personal einen solchen Hintergrund prüfen (Howlin & Clements, 1995).
Das relativ hohe Vorkommen von sexuellem Missbrauch unter Kindern mit Autismus legt nahe, dass Wege gefunden werden sollten, um mit diesem Personenkreis über ihre eigene Sexualität und die anderer, sowie über angebrachtes Sexualverhalten zu kommunizieren."
[Mandell et al. (2005)]

1.7   Täter

Es wurde in den vorherigen Abschnitten deutlich, dass das Erleben von physischer und sexueller Gewalt auch abweichendes Verhalten zur Folge haben kann.
Wenn also Autisten zu Tätern werden, ist vor allem die Frage nach einem möglichen vorhergehenden Missbrauch zu stellen.
Physischer wie auch sexueller Missbrauch ist aber auch, im Sinne einer Prävention, als Problem wahrzunehmen und vor allem rechtzeitig zu verhindern.
Weiterhin werden sowohl das zur Verfügung stehende Verhaltensrepertoire als auch Problemlösungsstrategien, wie dargestellt, sozial gelernt.
Ohne entsprechende Lernerfahrung durch Gruppeninteraktion fehlen diese.

„Die aktuelle Forschung zeigt allerdings, dass Jugendliche mit ASD von Beziehungen und zärtlichen Gefühlen verwirrt werden können (Attwood & Garnett, 2013). Sie könnten auch eher ein Verhaltensspektrum an den Tag legen, dass mit partnerschaftlicher Gewalt in Verbindung gebracht wird, wenn sie eine romantische Beziehung beginnen wollen: Die andere Person unangemessen berühren; glauben, dass die andere Person ihre Gefühle erwidern muss; unangebrachte Kommentare; die andere Person in bedrohlicher Weise verfolgen; Androhung von Selbstverletzungen (Stokes et al., 2007). Zudem haben Studien gezeigt, dass Individuen mit ASD, verglichen mit sich normal entwickelnden Jugendlichen, eher ein „zudringliches Balzverhalten" aufweisen, das mit „stalking" in Verbindung gebracht werden kann. (Stokes & Newton, 2004; Stokes et al., 2007, p. 1969–1970)."
[Wilding (2016)]

Als Prävention notwendig sind also zum einen die Möglichkeit zu gelungener sozialer Interaktion, welche zu einem Großteil nicht durch das Individuum, sondern das sozio-kulturelle Umfeld bestimmt wird.
Zum anderen ist der Verhinderung von Mobbing und Missbrauch besondere Aufmerksamkeit zu schenken!

„Viktimisierung – Vielleicht eine der wichtigsten Erkenntnisse bezieht sich auf die Tatsache, dass, weil allgemein angenommen wird, dass ASD primär biologisch bedingt ist und weniger als andere Störungen vom psychosozialen Umfeld abhängt (Filipek et al., 2000; Folstein & Rosen-Sheidley, 2001; Volkmar, Lord, Bailey, Schultz, & Klin, 2004), Mediziner weniger dazu tendieren, die Charakteristika dieses Umfelds von Kindern mit ASD zu beurteilen. Die Ergebnisse dieser Studie empfehlen, dass das Klinikpersonal genauso auf die psychosozialen Vorgeschichten von Kinder mit ASD achten sollten, wie sie es bei anderen Kindern tun, insbesondere weil die meiste Forschung in diesem Gebiet nahelegt, dass Kinder mit Einschränkungen, die missbraucht werden, ebenso wie oder stärker als andere Kinder die negativen Folgen dieses Missbrauchs erfahren (Mansell, Sobsey, & Moskal, 1998; Sequeira et al., 2003; Sequeira & Hollins, 2003)."
[Mandell et al. (2005)]

VII. AUTISMUS UND PARTNER-SCHAFT

Möchte man seine Sexualität nicht nur allein durch Selbstbefriedigung ausleben, taucht automatisch die Frage danach auf, wie man Sexualpartner finden kann. Möchte man sein Leben nicht alleine verbringen, sondern in einer Partnerschaft oder Ehe, taucht neben der Frage, wie man einen Partner findet die zusätzliche Frage auf, was für den Erhalt einer Partnerschaft notwendig ist bzw. was dieser entgegen steht.

1   Partner finden – wie funktioniert das?

Diese Frage stellen sich nicht nur Autisten. Die Zahl der Singlehaushalte steigt stetig an, die Grundlagen für längerfristige Beziehungen scheinen also allgemein nicht günstig zu sein.
Für Autisten kommen weitere Schwierigkeiten hinzu.

1.1   Gruppenzugehörigkeit

Wie durch Paechter (2007) deutlich wurde, ist Gruppenzugehörigkeit wichtig für den Erwerb von Geschlechterrolle und Geschlechtsidentität. Eine zentrale Frage hierbei ist, ob man als Mitglied der Gruppe wahrgenommen und akzeptiert wird.

Dies trifft aber auch für andere Situationen und Gruppen zu. Die Akzeptanz eines Menschen als möglicher Partner hängt eben auch von der Gruppenzugehörigkeit ab. Mitglieder anderer Gruppen und erst recht Menschen außerhalb jeglicher Gruppenzugehörigkeit werden als minderwertiger wahrgenommen und häufig wird ihnen Menschlichkeit nicht in vollem Umfang zuerkannt. Sie werden somit häufig nicht als mögliche Partner akzeptiert.

1.2   Mimik, Gestik, Imitation, Synchronisierung

Neben anderen Einflussfaktoren wie z.B. dem Geruch, sind es vor allem die Imitation und Synchronisierung im Bereich von Mimik, Gestik, Stimmmodulation etc., die dem Gegenüber Sympathie kommunizieren – und das wechselseitig und in aller Regel unbewusst.

Es ist einer der großen Trugschlüsse unserer Kultur, die Partnerwahl als bewusst und rational wahrzunehmen. Autisten, die wenig bis keine Mimik, Gestik etc. zeigen und diese auch nicht unbewusst imitieren, können allerdings entweder durch bewusstes Imitieren oder Alternativstrategien auch zum Ziel kommen.

Zumindest bezüglich kurzfristiger Beziehungen auf sexueller Ebene.

111

1.3   Small talk

Als Ergänzung zu Imitation und Synchronisierung kommt bei NT-Menschen der Small talk hinzu.

Es ist allgemein bekannt, dass Autisten die Fähigkeit zum Small talk fehlt – und somit ein für NT-Menschen wichtiger Teil der Kommunikation.

Small-talk dient der sozialen „Fellpflege" (grooming) und ist Teil des auf Gruppenorientierung zielenden „Default Modes", auf den wir noch ausführlicher zu sprechen kommen werden.

In der Kommunikation zwischen NT-Menschen und Autisten treten häufig Probleme auf, weil bei NT-Menschen die Kommunikation zu 60-70% aus Small talk besteht und dieser auch vom Gesprächspartner erwartet wird. Autisten dagegen übermitteln 100% Sachinformation und befriedigen damit nicht die Erwartungen des Gegenübers. Zudem tun sich Autisten schwer, aus der Mischung von Small talk und Sachinformationen die relevanten Informationen zu extrahieren.

Und auch wenn man Small talk in gewissen Grenzen lernen kann, so sind auch die Regeln beim Small talk und deren Befolgung hauptsächlich unbewusst.

1.4   Pretend play

Sexuelle Interaktionen folgen zu einem großen Teil, nicht nur im Rahmen von bewussten Rollenspielen, gemeinsamen „so tun als ob Spielen" (pretend play).

Doch schon in der Kindheit zeigen Autisten kein „pretend play", kein „so tun als ob Spiel".

„Pretend play" ist unbewusstes gemeinsames Kopfkino, dass bezogen auf den Bereich der Sexualität beide Partner erregt und miteinander harmonisiert.

Das Fehlen von „pretend play" kann den NT-Partner sehr verunsichern, weil keine Reaktion auf sein unbewusstes Angebot zum Spielen erfolgt.

2   Partner binden – was steht dem entgegen?

Fällt schon der Aufbau kurzfristiger (sexueller) Beziehungen (hauptsächlich männlichen) Autisten häufig schwer, kommen bei einer längerfristigen Beziehung noch weitere Quellen möglicher Probleme hinzu.

Von zentraler Bedeutung für das Verständnis ist der Unterschied zwischen Default-Mode und Task-Mode, auf den wir hier nur kurz eingehen wollen [Eine ausführliche Darstellung findet sich in Schmidt (2015/2)].

Der Task-Mode ist zuständig für das Lösen von Aufgaben und Problemen. Dieser Zustand ist energieintensiv, erfordert die Fähigkeit, neue Wege auszuprobieren (Emulation), ein Interesse für das zu lösende Problem ...

Über Jahrhunderttausende befanden sich Menschen überwiegend im Kampf ums Überleben und damit im Task-Mode.

Neben dem Task-Mode gibt es noch den Default-Mode, der bei NT-Menschen automatisch auftritt, wenn sie sich nicht im Task-Mode befinden.

Der Default-Mode ist vor allem zuständig für die unbewusste Gruppeninteraktion durch Imitation, Synchronisierung, soziale Fellpflege durch Klatsch und Tratsch.

Dabei dient der Default-Mode auch als Energiesparmodus, weil die Orientierung nicht bewusst, sondern unbewusst an der Gruppe stattfindet.

Autisten fehlt dieser Default-Mode und sie befinden sich immer im Task-Mode.

In unsere heutigen Wohlstandsgesellschaft befinden sich NT-Menschen dagegen vornehmlich im Default-Mode.

So ist es leicht zu erkennen, wie Probleme bei Paaren aus NT-Partner und Autist entstehen können.

Da NT-Menschen über den Energiesparmodus verfügen, haben sie häufig mehr Energie als ihre autistischen Partner – wollen noch Dinge im Default-Mode unternehmen, die für Autisten aktive Orientierung erfordern würden.

Bei den angestrebten Aktivitäten von Autisten stehen alle „interessanten" Dinge und Problemlösungsaufgaben im Vordergrund.

Demgegenüber wollen NT-Menschen lieber „Fellpflege" in Form von Teilnahme an (unbewusster) Gruppeninteraktion, was Autisten wiederum gar nicht liegt.

Solange dieser Unterschied nicht verstanden und akzeptiert wird, gibt es viel Konfliktpotenzial in einer Beziehung. Wenn z.B. der NT-Partner voller Energie zu einer Party möchte, um dort seinem Bedürfnis nach Klatsch und Tratsch und unbewusster Gruppeninteraktion nachzukommen und der Autist nach einem Tag voll bewusster Orientierung und Kommunikation kurz vor dem Ende seiner Kräfte einfach daheim bleiben und eine Dokumentation sehen oder ein Fachbuch lesen möchte.

Oder der NT-Partner in Urlaub fahren, der Autist aber lieber daheim in vertrauter Umgebung bleiben und irgend etwas basteln, entdecken … möchte.

Wenn sich der Autist eher pragmatisch bis nachlässig kleidet, der NT-Partner aber auf gruppenkonforme, modische Kleidung Wert legt ...

Default-Mode DM	Task-Mode TM
„Autopilot"	-
Energiesparmodus	Energieintensiv
Imitationslernen / Überimitation	Emulationslernen
Gruppenorientiert	Aufgaben- und Lösungsorientiert
Oberflächlichkeit, Klatsch und Tratsch, Small-Talk	Inter-esse
▼	▼
NT-Partner	**Autist**
▼	▼
in-group / out-group	no-group
Vorurteile (prejudice)	Keine Vorurteile
Konformität / Gehorsam	Heterogenität
„pretend play"	-

Wegen des permanenten Task-Mode ist es für Autisten besonders wichtig, Möglichkeiten zur Entspannung zu finden, auch wenn diese nicht mit Gruppenaktivitäten und „Fellpflege" einhergehen müssen.

VIII.   ANWENDUNGEN

Die Anwendungen der bisher dargestellten theoretischen
Grundlagen und Erörterungen sollten vor allem eines:
Autisten die Entwicklung einer gesunden Sexualität im
Sinne der WHO ermöglichen.

Es sollte auch deutlich geworden sein, dass die Entwicklung von Sexualität und Partnerschaft spätestens mit der
Geburt beginnt und in die gesamte sozio-emotionale Entwicklung eines Menschen eingebettet ist.

Und das diese Entwicklung innerhalb von Gruppen durch
soziale Interaktion stattfindet.

1   Grundsätzlich

Folgender Dreisatz ist für das Verständnis, wie Probleme
mit Sexualität und Partnerschaft bei Autisten entstehen
können, hilfreich:

- Geschlechterrolle, Sexualverhalten etc. werden
  sozial durch die Teilnahme an verschiedenen
  Gruppen vermittelt.

- Autisten fehlt die unbewusste Gruppeninteraktion mittels Mimik, Gestik, Synchronisierung und Imitation.

- Deswegen werden Autisten häufig von Gruppen ausgeschlossen bzw. Opfer von Mobbing und physischem wie auch sexuellem Missbrauch.

Deshalb genügt eine isolierte Betrachtung begrenzt auf das Individuum nicht.

1.1 Sozial statt individuell/dyadisch

Die Betrachtung, Bewertung und auch Vermeidung von Problemen, insbesondere beim Verhalten von Autisten, muss verlagert werden von der individuellen Perspektive zu einer ökosystemischen (Bronfenbrenner). Hartman (2014) schildert das Beispiel von inadäquatem Verhalten einer autistischen Schülerin:

„Fallbeispiel - Mia ist ein 15-jähriges Mädchen mit ASD in einer Regelschule. Obwohl sie gute sprachliche Fähigkeiten hat, hat Mia noch nie mit jemandem in ihrer Klasse gesprochen. Am Valentinstag hat Mia eine eindeutig sexuelle Valentinstags-Karte, die sie in einem nahegele-

genen Laden gekauft hatte, an Peter, einen Jungen in ihrer Klasse, geschickt. Nachforschungen des Lehrers (der die SchülerInnen darüber lachen hörte) ergaben, dass Mia sich des unpassenden Karteninhalts nicht bewusst war. Nicht nur das, sie hatte auch den Valentinstag missverstanden und dachte, es wäre ein Tag, um einen Jungen nach einer Freundschaft zu fragen.

Mia bekundete kein romantisches Interesse an Peter, und dass Jungen generell zu ‚laut‘ und ‚langweilig‘ seien, aber weil Peter einen Doctor Who Anstecker an seiner Tasche hatte (ihr aktuelles Steckenpferd), hatte sie geschlussfolgert, dass er ein guter Freund für sie wäre. Anscheinend hatte Mia aktuell kein romantisches Interesse an Jungen. Daher wäre es unpassend zu diesem Zeitpunkt gewesen, sie in entsprechenden Sexualkundethemen zu unterrichten.

Andererseits war klar, dass sie in einigen anderen Gebieten Unterstützung brauchte, was das Verständnis sexueller Sprache, das Gewinnen von Freunden und Kontaktaufnahme mit Gleichaltrigen anging. Im folgenden einige Beispiel, um Mia hierbei zu helfen:

- Ziele wie ‚Gleichaltrige angemessen begrüßen‘ könnten zu Mias Lernplan hinzugefügt werden.

- Sie über die wahren Bedeutungen der sexuellen Terminologie und Bilder aufzuklären, die sie missverstanden hatte.

- Einfache instruktive Geschichten könnten erstellt werden, um Mia in Freundschaften, Small Talk mit Gleichaltrigen und dem Fragen nach Freundschaften zu unterrichten. ...

- Mia könnte für ihre Anstrengungen beim Erlernen neuer Fähigkeiten mit zusätzlicher Zeit für Computerrecherche über Doctor Who belohnt werden."
[Hartmann, Davida (2014)]

Bei dieser Schilderung handelt es sich um eine klassische isolierte Perspektive – und nicht um einen ökosystemischen Ansatz.

Doch eine Betrachtung und ein Versuch der Veränderung allein auf der individuellen Ebene reicht bei weitem nicht aus. Und dieser Perspektive liegt die primitive Annahme zu Grunde: Das Kind, das Probleme macht, ist auch alleinige Ursache des Problems.

Doch Interaktion findet zwischen mehreren Seiten statt. So sollten folgende Fragen gestellt werden:
Ist es Mia, die nicht mit ihren Klassenkameraden spricht, oder sind es evtl. die Klassenkameraden, die nicht mit Mia sprechen? Liegt also evtl. ein Ausschluss von der Kommunikation als Form des Mobbing vor? Worauf auch hinweist, dass *„die SchülerInnen darüber lachen"*. Sie lachen aber letztlich nicht „darüber", sondern über Mia [siehe auch: Schmidt (2016)].

Wäre Mia Teil der Gruppe, würde ihr Verhalten zudem im Zweifelsfall als sozial akzeptabel oder gar „cool" gewertet werden. Die Bewertung eines Verhaltens hängt, wie bereits dargestellt, von der Gruppenzugehörigkeit ab. Auch die Suche von Lösungsmöglichkeiten allein bei Mia ist zu kurz gegriffen.

Wie beschrieben, findet eine sozio-emotionale Entwicklung in Form von Interaktion zwischen einer Gruppe (in diesem Fall der Klasse) und dem Individuum (Mia) statt. Ohne eingehende Analyse und Veränderung der Gesamtsituation der Interaktion zwischen beiden Teilen laufen die vorgeschlagenen Maßnahmen in die Leere.

Auch wird anhand des Verhaltens von Mia deutlich, dass sie in der Vergangenheit zu wenig Möglichkeiten zu sozialen Lernerfahrungen innerhalb von Gruppen und auch innerhalb der Klasse hatte.

Dazu Vygotsky (1929):

„Letztlich wird das Schicksal einer Persönlichkeit nicht durch den Defekt selbst bestimmt, sondern durch seine sozialen Konsequenzen, seine sozio-psychologische Umsetzung."

und

„Erstens erhält der Defekt selbst einen unbedingt sekundären Charakter, statt einem direkten. Wie bereits gesagt wurde, ist sich das Kind seiner Behinderung nicht direkt

bewusst. Stattdessen erfährt es die Schwierigkeiten, die aus dem Defekt resultieren. Die unmittelbare Folge des Defekts ist die Beeinträchtigung der sozialen Position des Kindes; der Defekt zeigt sich anhand sozialer Abweichung. Jeder Kontakt mit anderen, alle Situationen, die den Platz einer Person in der sozialen Sphäre bestimmen, ihre Rolle und Schicksal als Teilnehmer am Leben, alle sozialen Funktionen im Alltagsleben werden neu geordnet. Wie in Adlers Denkrichtung betont wird, wirken die organischen, angeborenen Ursachen dieser Neuordnung weder unabhängig noch direkt, sondern indirekt, durch ihren negativen Effekt auf die soziale Position des Kindes. Alle erblichen und organischen Faktoren müssen auch psychologisch interpretiert werden, so dass ihre wahre Rolle für die Entwicklung des Kindes in Betracht gezogen werden kann."

Der „Defekt" des Fehlens der unbewussten Gruppeninteraktion und des unbewussten Gruppenverhaltens bei Autisten wird (wenn überhaupt) erst zum Problem durch die Interaktion mit Gruppen.
Und das häufig durch Ausgrenzung, Mobbing …

1.2   Sozio-emotionale Entwicklung

Erstaunlicher Weise wurde bei Autisten hauptsächlich der kognitiven Entwicklung Beachtung geschenkt.
Und das, obwohl Autisten gerade im kognitiven Bereich häufig keine Probleme haben und ihnen ja vor allem eine „Störung der sozialen Interaktion" attestiert wird.
Zugleich wurde die „tiefgreifende Entwicklungsstörung" statisch und nicht entwicklungsdynamisch betrachtet.
Zentral für Sexualität und Partnerschaft ist aber die sozio-emotionale Entwicklung.

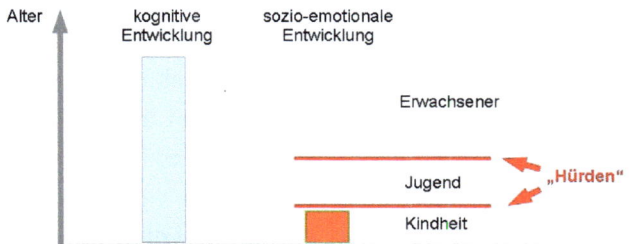

Entwicklungsdynamik

„tiefgreifende <u>ENTWICKLUNGS</u>-Störung" ?

123

Bei der sozio-emotionalen Entwicklung sind vor allem den „Hürden" Aufmerksamkeit zu schenken, also den Übergängen vom Kind zum Jugendlichem sowie zum Erwachsenen.

2   Präventiv

Es sollte deutlich geworden sein, dass der Prävention besondere Berücksichtigung geschenkt werden muss. Prävention bedeutet im Bereich Autismus, Sexualität und Partnerschaft zum einen die Ermöglichung einer gesunden sozio-emotionalen Entwicklung von Geburt an. Da eine gesunde sozio-emotionale Entwicklung vor allem von der Teilnahme an Gruppen in einem sozio-kulturellen Umfeld abhängt, sind es zwei Seiten, die beachtet werden müssen. Zum einen sind es Gruppen, die eine Teilnahme zulassen oder verwehren. Es sind Gruppen, die Autisten mobben oder integrieren.

Zum anderen müssen aber auch Autisten in die Lage versetzt werden, überhaupt an Gruppen teilnehmen zu können. Es wäre also verfehlt, z.B. Kinder mit frühkindlichem Autismus, die z.B. kaum in der Lage sind überhaupt mit ihren Eltern zu kommunizieren, wohlmeinend in Gruppen zu stecken. Hier bedarf es erst einmal der Entwicklung kommunikativer Kompetenzen beim autistischen Kind.

Nur wenn Autisten die Fähigkeiten zur Kommunikation erwerben und Gruppen ihre Teilnahme zulassen, kann die Vermittlung von Verhaltensrepertoires und Problemlösungsstrategien durch Enkulturation überhaupt möglich und erfolgreich sein.

2.1   Enkulturation

Die Entwicklung von Sexualität und all ihren Facetten findet, wie dargestellt, nicht in einem Vakuum statt, sondern ist Teil der gesamten (sozio-emotionalen) Entwicklung eines Menschen. Darüber hinaus findet diese Entwicklung in einem sozio-kulturellen Umfeld statt. Dieses Umfeld kann diese (allgemeine) Entwicklung fördern oder hemmen.
Gegenwärtig ist die sozio-kulturelle Situation für die Entwicklung von Autisten insgesamt sehr negativ.
So haben Autisten

–   ein um das 2,5fach erhöhte Risiko für einen frühzeitigen Tod [Hirvikoski et al. (2015)]

–   ein erhöhtes Risiko, einen Suizid zu begehen

–   ein erhöhtes Risiko, Opfer von Mobbing, Gewalt, Ausbeutung und Missbrauch zu werden

- häufig eine geringe gesundheitsbezogene Lebensqualität

- ein hohes Risiko für psychische Störungen

- ein hohes Risiko, vom ersten Arbeitsmarkt ausgeschlossen zu werden

Insgesamt ist die aktuelle Situation von Autisten in Deutschland somit nur als katastrophal zu bezeichnen – ein zwischenmenschliches Armutszeugnis!
Es ist also wenig sinnvoll, die gesunde Entwicklung von Sexualität und Partnerschaft bei Autisten alleine fördern zu wollen.
„Daher besteht die Aufgabe weniger in der Erziehung blinder Kinder, als in der Umerziehung der Sehenden. Letztere müssen ihre Einstellung zu Blindheit und Blinden ändern. Die Umerziehung der Sehenden stellt eine sozial-pädagogische Aufgabe größter Wichtigkeit dar."
[Vygotsky (1929)]

Vor allem müssen die allgemeinen sozialen Bedingungen so verändert werden, dass Autisten ohne Schaden und Beeinträchtigung an sozialer Interaktion teilnehmen können!

„Nichtsdestotrotz gibt es Hinweise darauf, dass eine gesteigerte Zahl von Möglichkeiten zur Sozialisation nicht notwendigerweise in einem verbesserten Verständnis gesunder Beziehungen seitens von Personen mit ASD resultiert.

Bauminger, Shulman und Agam (2003), zum Beispiel, wiesen nach, dass ein höherer Grad sozialer Interaktion nicht die Einsamkeitsgefühle von Kindern und junger Leute mit ASD erleichterte, was implizieren könnte, dass diese Interaktionen nicht die Bedürfnisse dieser Individuen berücksichtigten.

Menschen mit ASD benötigen daher wahrscheinlich auch weiteres Wissen und Unterstützung , um die Qualität ihrer Interaktionen innerhalb sozialer und bildungsbezogener Situationen zu verbessern (Hartman, 2014).

Um der Philosophie der Inklusion zu folgen, muss dies also von Maßnahmen begleitet sein, die auf die Bedürfnisse dieser Individuen zugeschnitten sind (Koller, 2000)." [Wilding (2016)]

Aber Teilnahme an sozialer Interaktion reicht bei weitem nicht aus. Diese Teilnahme muss auch in dem Sinne erfolgreich sein, dass sie die Bedürfnisse der Teilnehmer befriedigt. Dazu ist unter anderem notwendig, dass die Teilnahme frühzeitig beginnt, denn Entwicklung ist ein langwieriger Prozess, der mit der Geburt beginnt.

Das späte und kurzfristige Schaffen von Möglichkeiten der Teilnahme reicht also bei weitem nicht aus.
Und auch die Besonderheiten der Teilnehmer müssen verstanden werden und Beachtung finden, sonst scheitert die Teilnahme so wie im Beispiel von Mia in der Schulklasse.

2.2   Soziale Interaktion

Die Ermutigung zu und Beteiligung an gelungener (!) sozialer Interaktion muss an erster Stelle stehen. Und das von klein auf – und nicht erst mit Eintritt in die Pubertät.

„Inklusion ist aber nicht einfach ein passives Dulden der Anwesenheit eines in seinem physischen oder psychischen Sein von der Norm abweichenden Menschen, sondern ein aktiver und kontinuierlicher Prozess. Inklusion ist nicht einfach ein „dabei sein" dürfen, sondern ist immer auch eine Einladung, Aufforderung und Ermunterung zur Teilnahme an der sozialen Interaktion." [Schmidt (2016)]

Zur Teilnahme an sozialer Interaktion müssen autistische Kinder allerdings häufig erst befähigt werden. Hierbei geht es nicht um das leider noch weit verbreitete Antrainieren von erwünschten Verhaltensweisen, sondern im

Gegenteil um den Aufbau einer wertschätzenden Beziehung zum autistischen Kind. Um diesem sowohl eine emotionale Entwicklung als auch Vertrauen in die Interaktion mit der Umwelt zu ermöglichen sind die kindzentrierten Förderprogramme Mittel der Wahl. Dabei zielen diese Förderprogramme auch auf die Entwicklung und den Aufbau der dem autistischen Kind möglichen Interaktionszeit. Am Anfang sind dem Kind häufig nur wenige Sekunden oder Minuten der Interaktion möglich. Die Aufmerksamkeitsspanne wird durch die Förderprogramme kontinuierlich entwickelt.

Zudem sind autistische Kinder zu Beginn eines kindzentrierten Förderprogramms häufig nur in der Lage, mit einem Elternteil zu kommunizieren. So wird auch daran gearbeitet, die Interaktionsfähigkeit des Kindes langsam zu erweitern auf zwei und dann mehrere Personen gleichzeitig. Erst wenn eine entsprechende kommunikative Aufmerksamkeitsspanne und Fähigkeit zur Kommunikation mit mehreren Interaktionspartnern entwickelt wurde, ist eine Teilnahme an Gruppen möglich. Am Anfang stehen also notwendiger Weise kindzentrierte Förderprogramme, die die erforderlichen Fähigkeiten des Kindes in wertschätzender Weise aufbauen.

2.2.a   Kindzentrierte Förderprogramme

[*Der folgende Abschnitt ist zu einem Teil dem Buch
„Klartext kompakt: Frühkindlicher Autismus. Verstehen
= Helfen" entnommen*]
Obwohl der sozialpsychologische und entwicklungsdyna-
mische Ansatz bei Autismus neu ist, haben sich bereits
seit Jahrzehnten Förderprogramme entwickelt, die her-
vorragend nicht nur zu unserem Ansatz passen, sondern
vor allem zur Förderung von Kindern mit frühkindlichem
Autismus geeignet sind.
So bekannt ABA, TEACCH und PECS sind, so unbe-
kannt sind aber leider die folgenden (ohne Anspruch auf
Vollständigkeit) Ansätze. Dies liegt wohl vor allem an
dem bisher falschen, weil isolierten und nicht sozialpsy-
chologisch/entwicklungsdynamischen „Verständnis" von
Autismus.
Es ist an der Zeit, diesen Förderprogrammen eine erhöhte
Aufmerksamkeit zu schenken und diese weiter zu entwi-
ckeln.
Auch wenn jedes Förderprogramm etwas anders ist, so ist
das gemeinsame Fundament der vier Ansätze

1. AuJA - Autismus akzeptieren und handeln ,
    Döhler / DEUTSCHLAND
2. Floortime/DIR® , Greenspan & Wieder / USA

3.   Mifne ('Wendepunkt' auf Hebräisch) / ISRAEL
4.   Son-Rise-Program®, Kaufman / USA
die „Kind initiierte Kommunikation".

"Die Kinder zeigen uns den Weg [zu ihnen] hinein, und
dann zeigen wir ihnen den Weg hinaus."
[Kaufman, Raun K. (2015)]

Bei allen o.g. Ansätzen steht das autistische Kind im
Vordergrund. Es wird das Verhalten des Kindes als aus
der Perspektive des Kindes sinnvoll und zugleich als
Interaktionsversuch betrachtet – und nicht wie sonst als
negativ bewertet. Alle Ansätze beruhen zudem auf einer
entwicklungsdynamischen Perspektive.
Soziale Interaktion kann in die folgenden Komponenten
zerlegt werden:

Grundlagen
1. Blickkontakt
2. Kommunikation bzw. Sprache
3. Aufmerksamkeitsspanne bei Interaktion
4. Physischer Kontakt / Flexibilität

Fortgeschrittene Fähigkeiten
5. Fähigkeiten, Freundschaften zu schließen, zu
pflegen und zu erhalten
6. Konversationsfähigkeiten

Die kindzentrierten Förderprogramme AuJA und Son-Rise® arbeiten zunächst in einer 1 zu 1 Situation (ein Erwachsener mit einem Kind) auf konkret ablesbare Werte in allen Grundkompetenzen hin, bevor die Kinder Gruppensituationen ausgesetzt werden. Und letzteres erfolgt ebenfalls sehr kleinschrittig und aufbauend: beispielsweise wird temporär 2 zu 1 (zwei Erwachsene mit einem Kind) die damit einhergehende Dynamik einer Kleingruppe in einer kontrollierten Umgebung (Spielraum) geübt. Bewältigt das Kind diese Stufe wiederholt (also stabil) mühelos und gerne für eine altersgerecht angesetzte Zeitspanne, dann wird zunächst die Gruppe vergrößert ODER das Umfeld temporär nach Außen verlagert (von einem reizarmen Raum in eine stimulierende Umgebung aber dem Kind gegenüber wohlwollendes Umfeld – z.B. eine Familienfeier) und so weiter.

PARALLEL DAZU wird mit dem unmittelbaren Umfeld des Kindes gearbeitet. So an der Inneren Haltung (z.B. der Sichtweise auf das Kind oder die Diagnose Autismus), denn der Prozess der Enkulturation bedingt das Bauen einer Brücke von zwei Seiten: einerseits benötigt der Autist die für die Teilnahme notwendigen Kompetenzen (s.o.), andererseits bedarf es der veränderten Sichtweise auf und daraus resultierend eines neuen Umgangs mit Autisten.

Ein erheblicher Teil der Arbeit von z.B. AuJA und Son-Rise® besteht darin, die Elternkompetenzen zu fördern. So werden die Eltern inklusive des gesamten Förderteams u.a. in ihrer Wahrnehmung in Bezug ihrer Funktion und Auswirkung als Rollenmodell für ihre Kinder geschult (Perspektiven, die durch ein aktives Vorleben unterrichtet werden) bzw. auch die Auswirkung der inneren (Grund-) Haltungen auf deren Handlungen.

Eine umfassende Darstellung ist hier leider nicht möglich. Wir verweisen deshalb auf folgende Bücher:

- Raun K. Kaufman (2014) „Autism breakthrough", das zwar leider bisher nicht in deutscher Übersetzung erhältlich, aber in sich stimmig sowie gut lesbar ist und auf einer intuitiven Basis tiefe Einsichten in das Phänomen Autismus sowie den praktischen Umgang mit autistischen Kindern bietet.

- C. und D. Döhler (2014) „AuJA - Autismus akzeptieren und handeln: Ein Leitfaden von Eltern für Eltern" in dem Döhlers sowohl das von ihnen entwickelte AuJA-Programm als auch die eigenen Erfahrungen mit ihrem autistischen Sohn schildern.

- Greenspan & Wieder „Engaging Autism", in dem DIR/Floortime® ausführlich, dargestellt wird. Leider gibt es auch dieses Buch bisher nicht in deutscher Übersetzung.

- A. Ganz; B. Schmidt (2016) „Klartext kompakt. Frühkindlicher Autismus. Verstehen = Helfen", mit der ersten sozialpsychologischen und entwicklungsdynamischen Autismustheorie.

2.2.b   Schule

Schule ist weit mehr als ein Ort der Wissensvermittlung.
Schule ist vor allem ein Ort sozialer Interaktion und eine Lernmöglichkeit über die Teilnahme an Gruppen.
Mobbing, Gewalt und Ausbeutung sind keine Formen gelungener sozialer Interaktion!
Diese prägen aber bei Autisten vielfach das Erleben von Interaktion – auch in der Schule.
Dabei ist Inklusion eine zentrale Voraussetzung für eine gesunde sozio-emotionale Entwicklung – ja für Gesundheit insgesamt.
Das Erleben von Mobbing, wie es häufig in Schulen stattfindet, führt dagegen in aller Regel zu psychischer und physischer Krankheit.

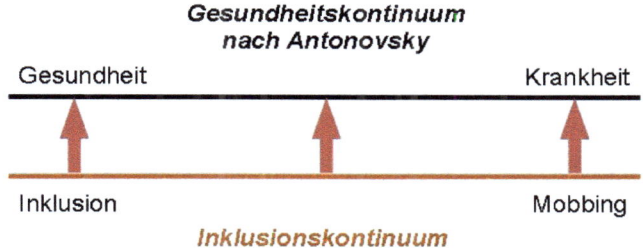

[aus: Schmidt (2016)]

Zur Prävention notwendig sind also sowohl eine gelungene Inklusion als auch die Verhinderung von Mobbing.

2.3   Aufklärung

Die „Aufklärung" von heranwachsenden Autisten mittels z.B. schematischer Zeichnungen greift viel zu kurz.
Viele Probleme entstehen nicht durch Böswilligkeit, sondern zum einen durch Fehlinterpretationen aufgrund von mangelndem Wissen. Zum anderen fehlt häufig auch das Wissen um Risiken und Gefahren, insbesondere bei der Entwicklung von Autisten, um z.B. gegenüber Mobbing und körperlichem wie sexuellem Missbrauch aufmerksam zu sein und diese zu verhindern.

135

So bedarf es einer Aufklärung von Eltern und Lehrern, von Autisten und ihren Partnern, von Erziehern und Therapeuten ...

Nur wenn Autismus nicht als unabänderbare Krankheit, sondern als Vulnerabilität verstanden wird, und nur wenn die Bedeutung der Teilnahme an sozialen Gruppen für die sozio-emotionale Entwicklung berücksichtigt wird, können Autisten ihren Weg zu gesunder Sexualität und Partnerschaft in dieser Gesellschaft finden.

3   Kurativ

Wenden wir uns nun noch der Frage zu, was zu tun und zu berücksichtigen ist, wenn autistische Kinder oder Jugendliche „unerwünschtes", vermeintlich sexuelles Verhalten zeigen (Das Beispiel des Kindes, das sich entkleidet, hat ja bereits gezeigt, dass nicht immer eine sexuelle Motivation vorliegt, auch wenn das Verhalten so erscheint.).

Sexualität ist Teil der sozio-emotionalen Entwicklung insgesamt – und so sind Probleme im Bereich von Sexualität und Partnerschaft vor allem Probleme der sozio-emotionalen Entwicklung. Das Bemühen, durch „Aufklärungsunterricht" mittels entsprechender Bücher greift letztlich zu kurz.

3.1   Ziele einer Intervention

Tritt problematisches oder unerwünschtes Verhalten bei einem autistischen Kind oder Jugendlichen auf, dann ist natürlich ein entsprechendes Handeln notwendig. Doch die zentrale Frage ist, welche Ziele mit diesem Handeln angestrebt werden. Geht es um die oberflächliche und schnelle Beseitigung des Verhaltens, um die Störung der Gruppe zu beenden, oder um die Entwicklung des Kindes oder Jugendlichen, der das Verhalten zeigt.
Im ersten Fall wird man das Kind/den Jugendlichen als alleiniges Ziel der Intervention ansehen.
Im zweiten Fall dagegen muss das gesamte sozio-kulturelle Umfeld Ziel einer positiven Veränderung sein. Und es ist auch die Frage zu beantworten, welche Richtung die Entwicklung des Kindes/Jugendlichen angestrebt wird und wie ein entsprechendes Entwicklungs-Milieu aussehen muss.

„Es ist ein Milieu, in dem das Kind lernt, mehr Wert auf emotionale Integration zu legen, als auf sichtbare Wettbewerbserfolge, in dem es lernt, eine leere „Beliebtheit" zugunsten einer oder einiger weniger intensiver und emotional bedeutsamer Beziehungen zu meiden.
Wir ziehen die Entwicklung einer ausgeprägten und

gefestigten Persönlichkeit jeder oberflächlichen Anpassung vor, selbst wenn dabei eine Person herauskommt, die nicht mit „jedermann" auskommt. Wir sind zufrieden, wenn das Kind lernt, mit sich selbst und ein paar bevorzugten Leuten gut auszukommen, und im übrigen die Aufgabe meistert, ein nützlicher Bürger zu werden."
[Bettelheim (1971)]

Auch wenn Autisten problematisches Verhalten im Bereich von Sexualität und Partnerschaft zeigen, muss doch die gesamte sozio-emotionale Entwicklung gefördert werden. Denn nur so wird autistischen Menschen ein erfülltes Leben innerhalb der damit verbundenen sozialen Anforderungen ermöglicht.

„Der gesamte Prozess, als ein Ganzes, wird als Einheitlich dargestellt, als Resultat der objektiven Notwendigkeit, vorwärts strebend zu einem letztlichen Ziel, das zuvor von den sozialen Anforderungen des täglichen Lebens gesetzt wurde. Das Konzept von Einheit und Ganzheitlichkeit der Entwicklung der kindlichen Persönlichkeit ist damit verbunden. Die Persönlichkeit entwickelt sich als Ganzes, mit den ihr eigenen Regeln; sie entwickelt sich nicht als die Summe oder ein Bündel individueller Funktionen, die sich basierend auf ihren jeweiligen Tendenzen entwickeln." [Vygotsky (1929)]

3.2 Verständnis

Wichtige Voraussetzung des Bemühens um Hilfe und
Förderung von Menschen allgemein ist das Verständnis
der grundlegenden Probleme. Auch und vor allem der
Probleme der Interaktion – also auf beiden Seiten.
Und das auf Augenhöhe, also ohne Wohltätigkeit gegen-
über vermeintlich benachteiligten „armen" Menschen.
Probleme und Konflikte entstehen immer zwischen
Menschen – und alle Seiten tragen ihren Teil dazu bei.

*„Was macht unsere radikale Abkehr vom Westen in dieser
Frage aus? Nur der Fakt, dass es dort um gesellschaftli-
che Wohlfahrt geht, während es für uns eine Frage der
sozialen Bildung ist. Dort ist es eine Frage der Wohltätigkeit für Invaliden und soziale Absicherung gegen
Kriminalität und Bettelei. Es ist sehr schwierig, diesen
philanthropischen, invaliden-orientierten Blickwinkel
loszuwerden."* [Vygotsky (1929)]

Bei Autisten ist es vor allem der Ausschluss von Gruppen, der einer gesunden sozio-emotionalen Entwicklung
und dem Aufbau eines gesellschaftlich akzeptierten Verhaltensrepertoires, inklusive Problemlösungsstrategien,
im Wege steht.

3.3   Längerfristiges Bemühen

Problematisches Verhalten von Autisten im Bereich von Sexualität und Partnerschaft ist vor allem ein Symptom. Ein Symptom für eine nicht ausreichende Entwicklung sozio-emotionaler Kompetenzen.

Und so ist leicht einsichtig, dass eine kurzfristige Symptombekämpfung kaum sinnvoll ist.

Das Problem wird dadurch zwar für die Gesellschaft unsichtbar, bleibt aber im autistischen Menschen weiter bestehen. Statt einer kurzfristigen Symptombekämpfung ist von daher ein längerfristiger Ansatz, der die gesamte Persönlichkeit und Entwicklung des autistischen Menschen berücksichtigt, notwendig.

„Für Lucille war ein langer Prozeß des Kennenlernens normaler menschlicher Beziehungen notwendig, bevor man sich bemühen konnte, ihr zu helfen, ihre Erlebnisse in einem normaleren Zusammenhang zu sehen. Sie mußte zu aller erst lernen, wie normale Beziehungen Erwachsener untereinander (und zu einem Kind) beschaffen sind, bevor sie bereit war, ihre Kindheitserinnerungen durchzuarbeiten, die sie weder verdrängt noch als ungewöhnlich empfunden hatte.“ [Bettelheim (1971)]

3.4 Kind-/Jugendlicher-zentriert

Es ist eine Frage der Perspektive, ob man die Wünsche der Gruppe oder Gesellschaft nach Ungestörtheit, oder das Recht auf gesunde Entwicklung des autistischen Kindes oder Jugendlichen in das Zentrum der Bemühungen stellt. Möchte man dem Kind oder Jugendlichen zur Verwirklichung seines Rechts auf eine gesunde Entwicklung seiner gesamten Persönlichkeit helfen, dann sollten die Bedürfnisse des Kindes oder Jugendlichen mindestens ebenso viel Beachtung finden wie die Forderungen der Gesellschaft.

„Instruktion muss den Interessen der Kinder folgen, nicht ihnen entgegenstehen. Die Instinkte eines Kindes müssen zu seinen Verbündeten gemacht werden, nicht zu seinen Feinden." [Vygotsky (1929)]

3.5 Beziehungsaufbau

Die Grundtendenz vieler Ratgeber und Bücher zur Sexualaufklärung etc. ist nicht der Aufbau einer wertschätzenden Beziehung, sondern Distanz und Abgrenzung.

Statt zu versuchen dem Kind oder Jugendlichen in seiner Welt zu begegnen, begibt man sich auf die sichere Kommunikation auf einer (therapeutischen) Metaebene.

So wird man zum Beobachter und Therapeuten, statt zu einem Menschen, mit dem eine partnerschaftliche Beziehung aufgebaut werden kann. (Dies ist übrigens eines der zentralen Probleme von Ansätzen wie ABA ... die Flucht auf die (therapeutische) Metaebene.)

„Aber da viele unserer Kinder nie vorher die Erfahrung einer bedeutsamen Beziehung gemacht haben, müssen wir uns an unserer Schule auf wirkliche, rechtschaffene Beziehungen stützen. Lucille z. B. hatte in ihrem früheren Leben nichts erlebt, was sich als Grundlage für die Entwicklung neuer Beziehungen geeignet, noch was ihr das Leben lebenswert gemacht hätte. Um sie wieder gesund zu machen, mußten wir ihr die vollständig neue Erfahrung befriedigender menschlicher Beziehungen verschaffen. Erst danach konnte sie ein Bezugssystem aufbauen, das es ihr ermöglichte, die Welt rundum und ihre früheren Erlebnisse zu verstehen." [Bettelheim (1971)]

3.6   Soziales Umfeld

Entwicklung findet innerhalb eines sozio-kulturellen Umfelds durch die Teilnahme an Wissensgemeinschaften (communites of practice) statt.

Kommt es zu einer Störung der Entwicklung, die z.B.
durch problematisches Verhalten zu Tage tritt, so reicht
die Fokussierung auf das Individuum nicht aus. Wie in
dem von uns zitierten Beispiel von Mia liegt das Problem
eben nicht (alleine) bei Mia. Und eine Intervention alleine bei Mia und nur bezogen auf das problematische Verhalten greift viel zu kurz. Das war bereits 1929 bekannt:

*„Die Arbeiten von P. P. Blonskii, A. B. Zalkind und ande-
ren haben gezeigt, dass ein moralisch defektes Kind kein
Kind mit einem angeborenen organischen Defekt ist, sondern vielmehr eines, das sozial entgleist ist.*

*Die Gründe für das moralische Defizit sollten nicht im
Kind, sondern außerhalb gesucht werden, in den sozio-
ökonomischen, kulturellen und pädagogischen Bedingungen, in denen das Kind aufgewachsen ist und sich entwickelt hat.*

*Unter günstigeren Umständen, in einer anderen Umge-
bung verliert ein schwieriges Kind sehr schnell seine
Merkmale moralischen Defizits und beginnt einen neuen
Weg.*

*Das Problem ‚moralischer Verwirrtheit' wird in unserem
Land als ein Problem der Umwelt erkannt und gelöst.*

*Die Normalisierung der Umwelt wurde zur grundlegen-
den Bildungspraxis in diesem Gebiet.“* [Vygotsky (1929)]

Heute stellt Autismus eine der größten Herausforderungen der Gesellschaft dar. Zum einen schnellen die Diagnosezahlen in die Höhe. Versteht man Autismus nicht als Krankheit, sondern als Vulnerabilität, die in Abhängigkeit von einem sozio-kulturellen Umfeld zu Störungen führen kann, dann wird durch das Ansteigen der Diagnosezahlen vor allem die problematische Entwicklung der Gesellschaft der letzten Jahrzehnte deutlich.

Zum anderen werden Autisten in dieser Gesellschaft ausgegrenzt und marginalisiert, vom ersten Arbeitsmarkt ausgeschlossen, häufig Opfer von Mobbing und Missbrauch … Zudem haben Autisten, und das ist allgemein bekannt, eine niedrige gesundheitsbezogene Lebensqualität und ein erhöhtes Sterblichkeits- und Suizid-Risiko.

Das Recht auf eine gesunde sozio-emotionale Entwicklung, also auch auf eine Entwicklung von Sexualität und Partnerschaft, wird Autisten häufig durch den Ausschluss von Gruppen verweigert.

Abweichendes oder problematisches, weil unerwünschtes Sexualverhalten ist also nur ein Symptom der insgesamt katastrophalen Situation von Autisten in dieser Gesellschaft. Deshalb ist es notwendig in allen Lebensbereichen eine Veränderung herbeizuführen, um Autisten eine Teilnahme und damit Entwicklung zu ermöglichen.

Und das vom Kindergarten bis hinein in die Arbeitswelt.

LITERATURVERZEICHNIS

Adler, Alfred (1977): Über den nervösen Charakter. Grundzüge einer vergleichenden Individual-Psychotherapie. Frankfurt/M.: Fischer Taschenbuch Verlag (Bücher des Wissens, 6174).

Balfe, Myles; Tantam, Digby (2010): A descriptive social and health profile of a community sample of adults and adolescents with Asperger syndrome. In: *BMC research notes* 3, S. 300. DOI: 10.1186/1756-0500-3-300.

Bettelheim, Bruno (1971): Liebe allein genuegt nicht. Die Erziehung emotional gestoerter Kinder. 2., unveränd. Aufl. Stuttgart: Klett

Bettelheim, Bruno (1983): Die Geburt des Selbst. The Empty Fortress. Erfolgreiche Therapie autistischer Kinder.

Bronfenbrenner, Urie (1977): Toward an experimental ecology of human development. In: *American Psychologist* 32 (7), S. 513–531. DOI: 10.1037//0003-066X.32.7.513.

Bronfenbrenner, Urie (1986): Ecology of the Family as a Context for Human Development: Research Perspectives. In: *Developmental Psychology* (23), S. 723–742.

Bronfenbrenner, Urie (1995): Developmental Ecology Through Space and Time: A Future Perspective.

Bronfenbrenner_&_Ceci_ (1994): Nature-Nurture Reconceptualized Developmental Perspective: A Biological Model. In: *Psychological Review* 1994 (101), S. 568–586.

de Vries, Annelou L C; Noens, Ilse L. J.; Cohen-Kettenis, Peggy T.; van Berckelaer-Onnes, Ina A.; Doreleijers, Theo A. (2010): Autism spectrum disorders in gender dysphoric children and adolescents. In: *Journal of autism and developmental disorders* 40 (8), S. 930–936. DOI: 10.1007/s10803-010-0935-9.

Dewinter, Jeroen; van Nieuwenhuizen, Chijs (2016): Sexuality in adolescent boys with autism spectrum disorder. [Nederland]: [Uitgever niet vastgesteld].

Döhler, Christiane; Döhler, Deniz (2014): AuJA - Autismus akzeptieren und handeln. Ein Leitfaden von Eltern für Eltern. Norderstedt: Books on Demand.

Durant, Will; Schneider, Ernst (1981): Das frühe Mittelalter. Frankfurt: Ullstein (Kulturgeschichte der Menschheit, Bd. 6).

Ganz, Andreas; Schmidt, Bernhard J. (2016): Klartext kompakt. Frühkindlicher Autismus: Verstehen = Helfen. Norderstedt: Books on Demand (Klartext kompakt, 8).

Glidden, Derek; Bouman, Walter Pierre; Jones, Bethany A.; Arcelus, Jon (2016): Gender Dysphoria and Autism Spectrum Disorder: A Systematic Review of the Literature. In: *Sexual medicine reviews* 4 (1), S. 3–14. DOI: 10.1016/j.sxmr.2015.10.003.

Greenspan, Stanley I.; Wieder, Serena (2009): Engaging autism. Using the floortime approach to help children relate, communicate, and think. 1st Da Capo Press paperback ed. Philadelphia: Da Capo Lifelong Books.

Hartman, Davida (2014): Sexuality and relationship education for children and adolescents with autism spectrum disorders. A professional's guide to understanding, preventing issues, supporting sexuality and responding to inappropriate behaviours. London: Jessica Kingsley Publishers.

Hellemans, Hans; Colson, Kathy; Verbraeken, Christine; Vermeiren, Robert; Deboutte, Dirk (2007): Sexual Behavior in High-Functioning Male Adolescents and Young Adults with Autism Spectrum Disorder. In: *J Autism Dev Disord* 37 (2), S. 260–269. DOI: 10.1007/s10803-006-0159-1.

Hirvikoski, Tatja, et al. (2015): Premature mortality in autism spectrum disorder. In: The British Journal of Psychiatry

Kaufman, Raun Kahlil (2014): Autism breakthrough. The groundbreaking method that has helped families all over the world. First St. Martin's Griffin edition. New York: St. Martin's Griffin.

Khoziev, Vadim B.; Schmidt, Bernhard J. (2017): Auf der Suche nach einer Autismus-Theorie. Ein Russisch-Deutscher Dialog. 1. Auflage. Norderstedt: Books on Demand.

Lowen, Alexander (1992): Narzissmus. Die Verleugnung des wahren Selbst. 1. Aufl. München: Goldmann (Goldmann, 12314).

Mandell, David S.; Walrath, Christine M.; Manteuffel, Brigitte; Sgro, Gina; Pinto-Martin, Jennifer A. (2005): The prevalence and correlates of abuse among children with autism served in comprehensive community-based mental health settings. In: *Child abuse & neglect* 29 (12), S. 1359–1372. DOI: 10.1016/j.chiabu.2005.06.006.

Paechter, Carrie F. (2007): Being boys, being girls. Learning masculinities and femininities. Maidenhead: Open University Press.

Schmidt, Bernhard J. (2015/1): Autist und Gesellschaft - Ein zorniger Perspektivenwechsel. Band 1: Autismus verstehen. Norderstedt: Books on Demand.

Schmidt, Bernhard J. (2015/2): Autist und Gesellschaft - Ein zorniger Perspektivenwechsel. Band 2: Hilfen für Autisten? 1. Aufl. Norderstedt: Books on Demand.

Schmidt, Bernhard J. (2016): Klartext kompakt. Das Asperger Syndrom - Zwischen Mobbing und Inklusion. 1. Auflage. Norderstedt: Books on Demand (Klartext kompakt, 7).

Schmidt, Bernhard J. (2017): Autismus und der Kühlschrankmutter Mythos. 1. Auflage. Norderstedt: Books on Demand

Schmidt, Bernhard J.; Ganz, Andreas (2016): KLARTEXT KOMPAKT: Das Asperger Syndrom - nicht nur für Psychotherapeuten. 1. Auflage. Norderstedt: Books on Demand.

Smith, Peter B.; Bond, Michael Harris (1998): Social psychology across cultures. 2. Aufl. Harlow [u.a.], Harlow [u.a.]: Prentice Hall Europe.

Stokes, Mark; Newton, Naomi; Kaur, Archana (2007): Stalking, and social and romantic functioning among adolescents and adults with autism spectrum disorder. In: *Journal of autism and developmental disorders* 37 (10), S. 1969–1986. DOI: 10.1007/s10803-006-0344-2.

Thomas, Alexander (2005): Grundlagen der interkulturellen Psychologie. Nordhausen: Bautz (Interkulturelle Bibliothek, Band. 55).

Tomasello, Michael (2006): Die kulturelle Entwicklung des menschlichen Denkens. Zur Evolution der Kognition. 1. Aufl. Frankfurt am Main: Suhrkamp (1827).

Vygotsky, Lev Semenovič (1929); in Rieber, Robert W.; Carton, Aaron S. (op. 1987-): The collected works of L.S. Vygotsky. New York: Plenum Press (Fundamentals of Defectology).

WHO (2006): Defining sexual health. Report of a technical consultation on sexual health 28–31 January 2002, Genev.

Wilding, Lucy (2016): Perceptions of Healthy and Unhealthy Romantic Relationships: A Comparison of Typically Developing Adolescents and Individuals with a Diagnosis of Autism Spectrum Disorder (ASD). Cardiff University. Online verfügbar unter http://orca.cf.ac.uk/id/eprint/95505.

ÜBER DIE AUTOREN:

Bernhard J. Schmidt

studierte an der Ruhr-Universität Bochum Philosophie, Psychologie und Neurophysiologie und befasst sich seit 2014 engagiert mit dem Problem des Autismus. Hierzu sind von ihm etliche Monografien, darunter in Mitautorschaft, erschienen. Derzeit leitet er das „Solidar Hotel Goldener Stern" mit Angeboten speziell für Familien mit (autistischen) Kindern.

Christiane Döhler

Spiel- und Theaterpädagogin und Autorin.
Seit 2012 Geschäftsführerin der AuJA Spielräume gUG (h.b.)
Erziehung und Förderung autistischer Kinder und Jugendlicher.
Seit 1999 tätig für Unternehmen, an Schulen und Kindergärten, in Psycho- und Ergotherapiepraxen.
Referentin für Fortbildungen zu den Themen Autismus, Teambildung und Kreativtätsförderung, Förderung sozialer Kompetenzen und Sprachbildung.
Mutter eines autistischen Kindes.
Weiterbildungen am Autism Treatment Center of America zur kindzentrierten Spielraumförderung.

Deniz Döhler

Deutsch-Türkischer Spiel- und Theaterpädagoge, Autor.

Geschäftsführer der AuJA Spielräume gUG (h.b.).
Erziehung und Förderung autistischer Kinder und
Jugendlicher auf Ehrenamt.
Studium der Philosophie, Deutsch, Englisch und
Musisch-Ästhetische Erziehung auf Lehramt mit
den Schwerpunkten interkulturelle und
antirassistische Erziehung, Integration und Spiel-
und Theaterpädagogik.
Seit 1999 tätig an Schulen in den Brennpunkt-
bezirken von Berlin und Bremen sowie in Kinder-
gärten, an Universitäten, in sozio-kulturellen
Einrichtungen, Unternehmen und Behinderten-
werkstätten.
Referent zu den Themen Autismus, Sprachbildung,
interkulturelle Kommunikation, Innovation,
Improvisation und Integration.
Co-Preisträger des Bremer Förderpreises für
Integration (2008, 2. Platz).
Vater eines autistischen Kindes und Einzelfall-
helfer für autistische Kinder.
Seit 2012 Weiterbildungen am Berliner Institut für
tiefenpsychologische und existentielle Psycho-
therapie (BITEP).